骨格3分ストレッチ

簡単！やせる！ゆがみがとれる！

久永陽介

日本オリンピック委員会 強化スタッフ

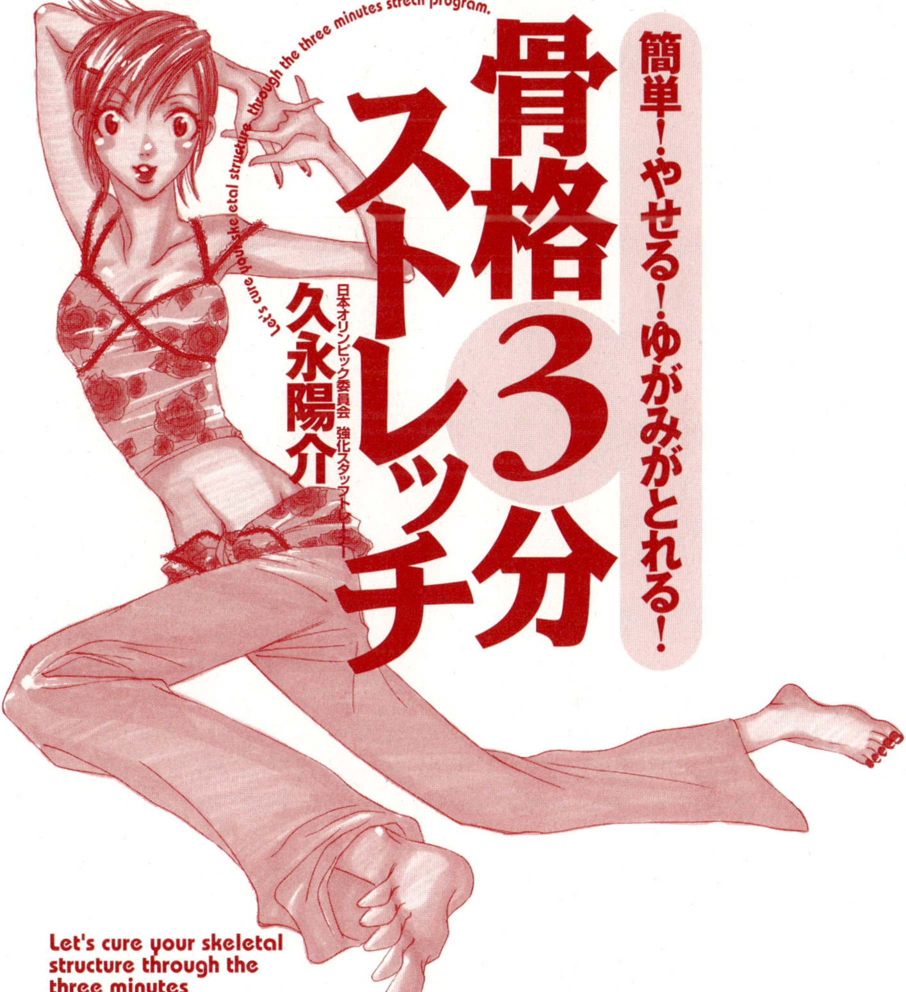

Let's cure your skeletal structure through the three minutes strech program.

幻冬舎

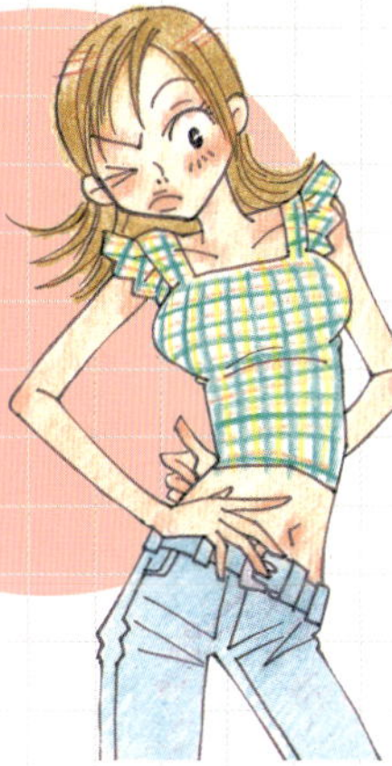

おなかのぽっこり
気にならない？

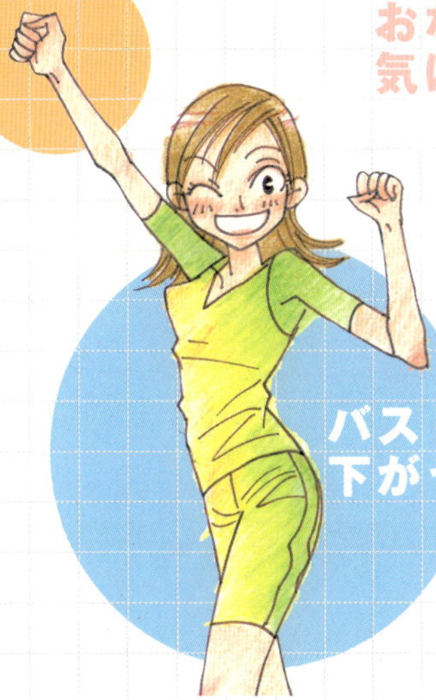

バストの位置が
下がってきてない？

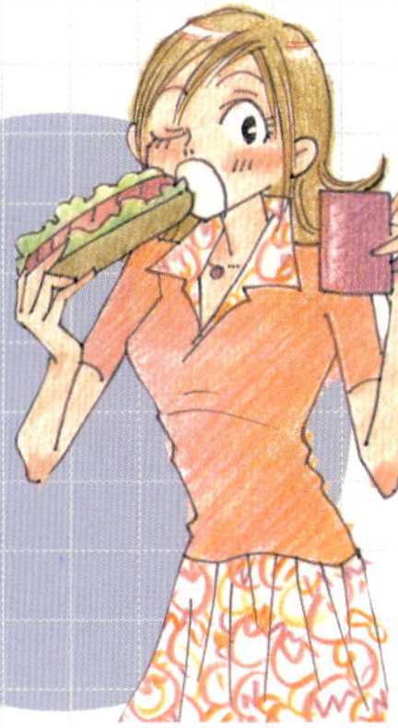

ウエストのくびれ、ある？

簡単! やせる! ゆがみがとれる!

骨格3分ストレッチ

●——久永陽介

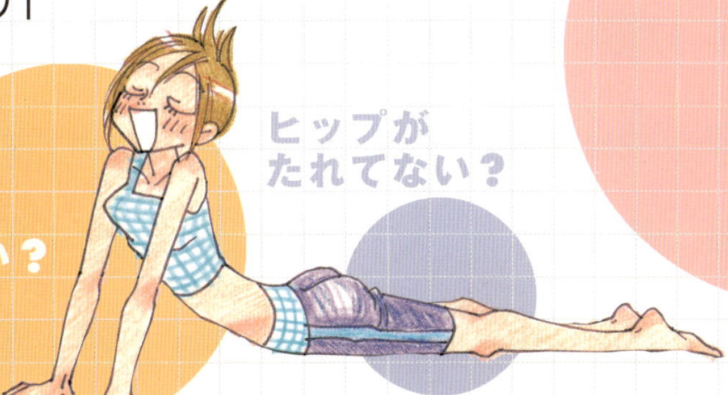

ヒップが
たれてない？

姿勢悪くない？

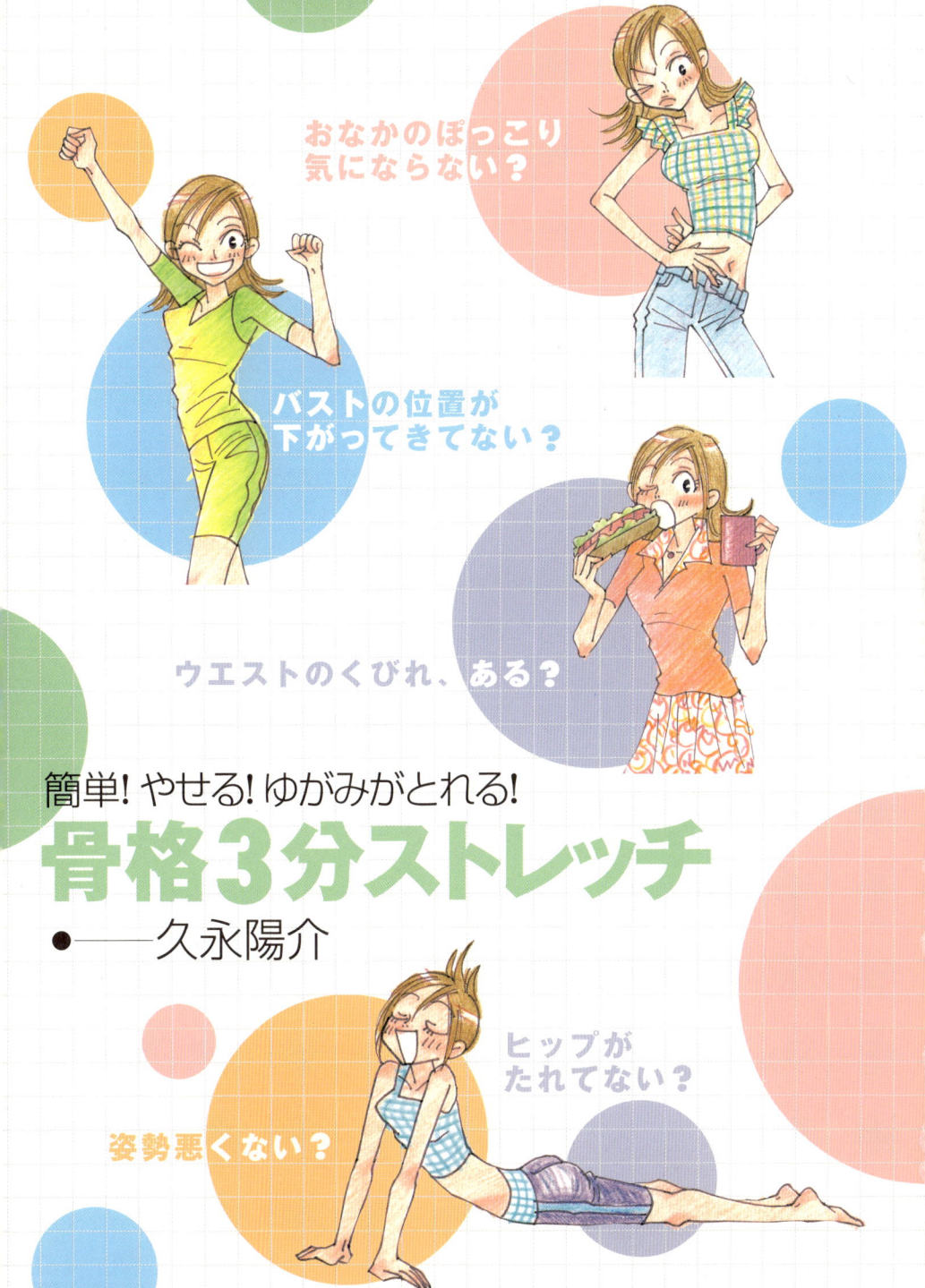

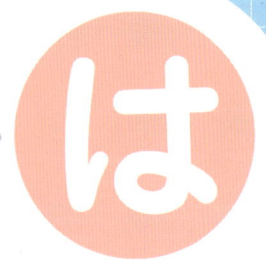

はじ

この本を手に取ってくださったみなさま、はじめまして。久永陽介です。全国各地で開催している骨格ストレッチセミナーでは、サニー久永なんていわれていますが、れっきとしたスポーツトレーナーです。

「骨格ストレッチ」とはどんなものなのだろう？　と思いながらこの本を手に取った方もきっと多いですよね。

この**「骨格ストレッチ」**は、私の18年に及ぶトレーナーとしての経験と、オリンピックの体操選手やプロ野球選手、大相撲の力士など数々のトップアスリートのからだのケアを通じて生まれたものなんです。

彼らは、毎日のハードな練習でひざや腰、手首などを痛め、骨格がゆがんでしまうことが多くあります。そんな姿を間近で見ていて、からだへの負担が少なく即効性のあるケア法**「痛くなくて効果が期待できるストレッチ」**はないものかと考えていました。

私自身、カイロプラクティック、整体、鍼灸、マッサージ指圧などの国家資格をもっていましたので、その知識と技術を駆使し、即効性のあるテクニックを編み出しました。

それが**「骨格ストレッチ」**です。

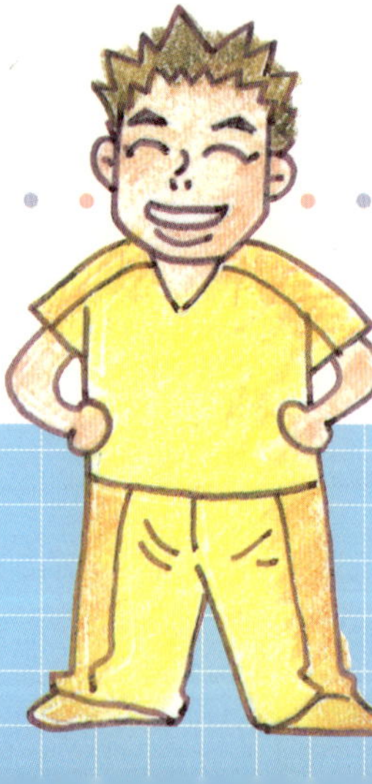

めに

「**骨格ストレッチ**」は、ゆっくりとしたリズムと呼吸で、ゆがんでいる骨格を整え、本来あるべき位置に調整することで、関節、筋肉の柔軟性を高めます。横になれる場所さえあればどこでもできます。からだへの負担がないため、選手たちからは、「からだがラクになった」「リラックスできた」「ウエストがサイズダウンした」と言ってもらえたり、「先生のおかげで自己記録が更新できたよ」なんていううれしい言葉もいただけました。

全国各地で開いている骨格ストレッチセミナーやマッサージ感覚で受けられる骨格ストレッチセラピーサロン「楽坐」で、さまざまな方々にも体験していただいています。

「カンタンにできる」「痛くない!」「短時間でも効果がわかる」「気持ちいい!」「からだがすっきりした」「姿勢がよくなった」「ボディラインが変わった」など、うれしい声もたくさんいただきました。若い方だけではなく、年配の方からもとても好評です。

試しに40~45ページの「**基本の骨格ストレッチ**」をやってみてください。からだがすっきりするのが実感できるはずです。**Let's Try!**

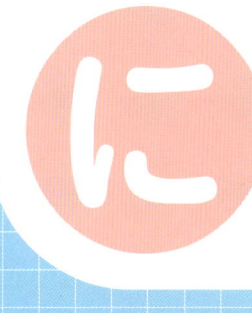

簡単！やせる！ゆがみがとれる！
骨格3分ストレッチ

contents

STEP 1 からだのゆがみをチェック！

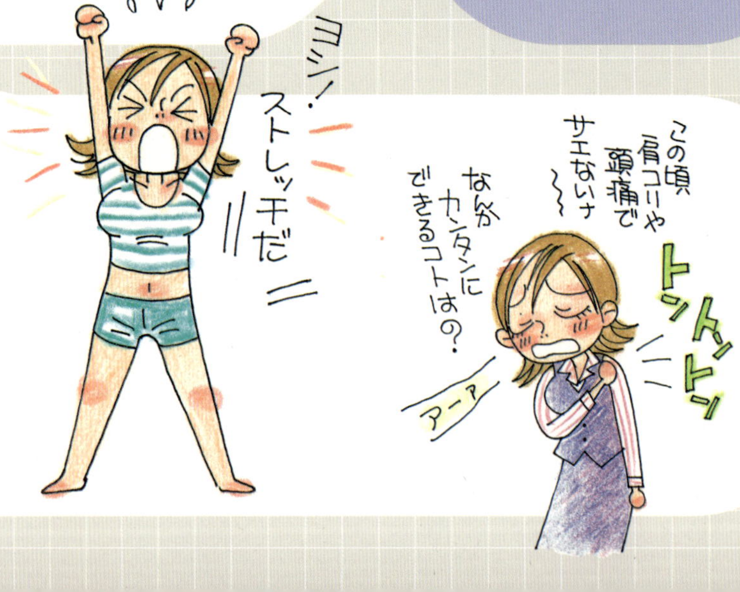

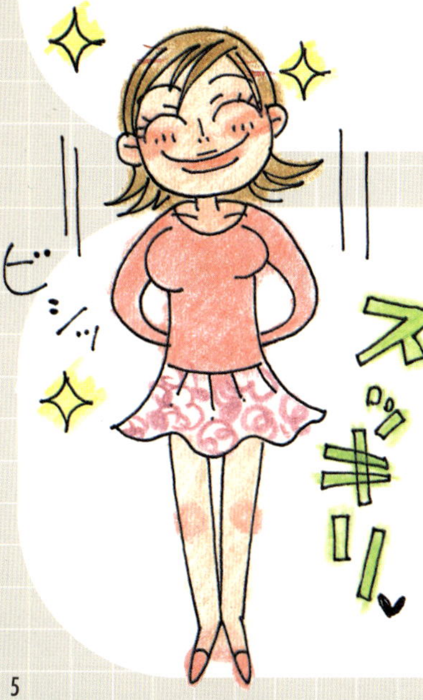

ビシッ
スッキリ

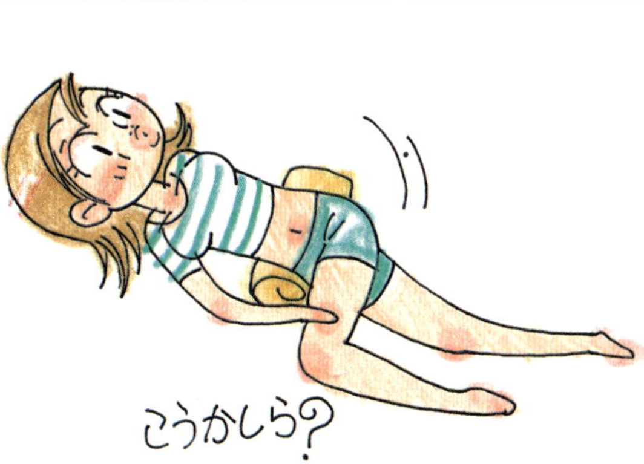

こうかしら？

STEP 2 ゆがみを直す基本ストレッチ

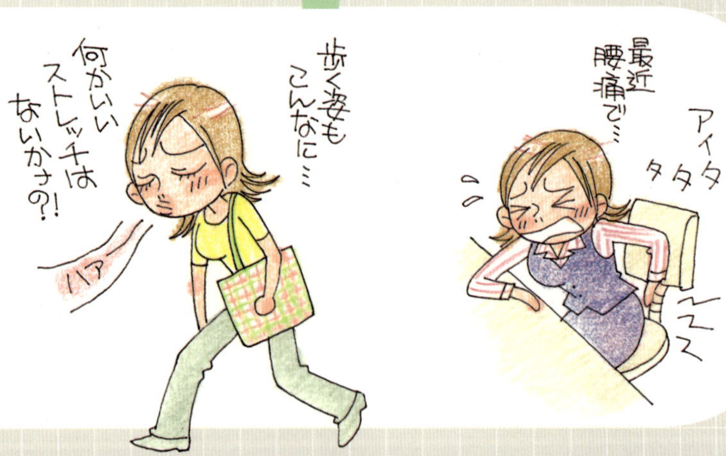

すっきりボディをめざそう！

STEP 3 からだの悩み別ストレッチ

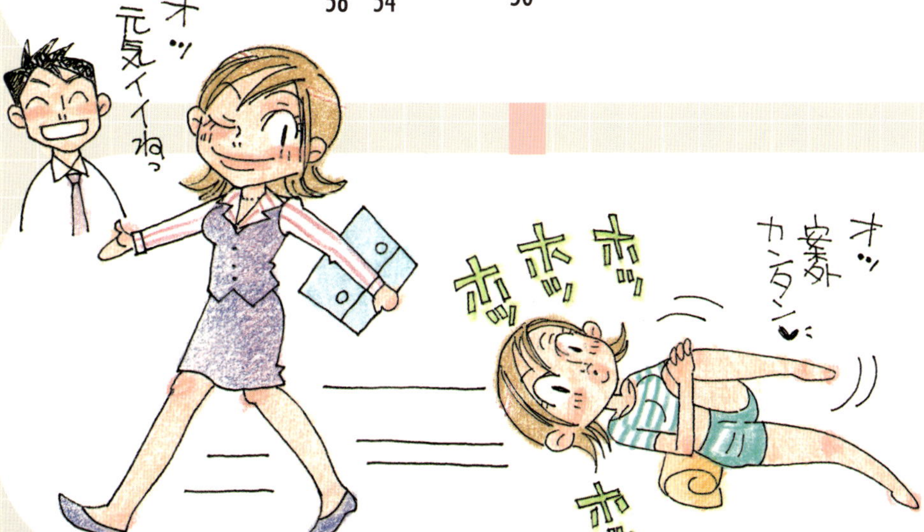

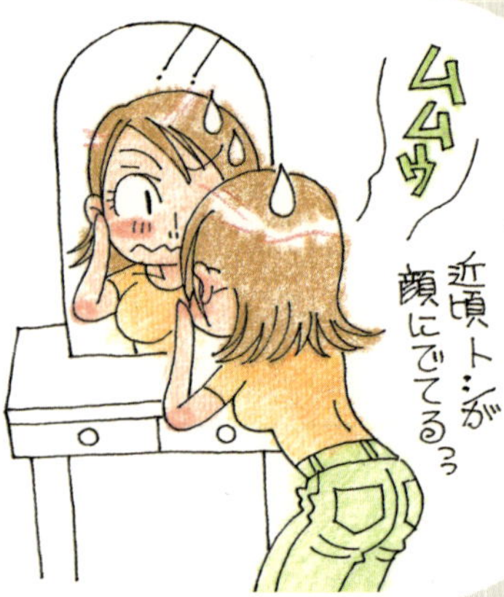

ムムゥ
近頃トシが顔にでてるっっ

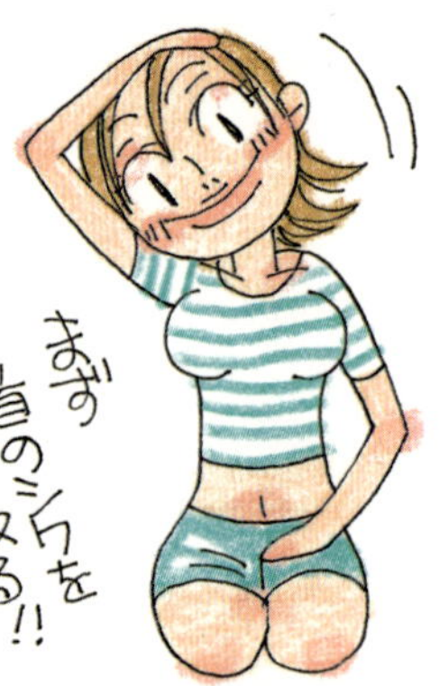

まず首のシワを取る!!

STEP 4 食生活もこんなことに気をつけよう

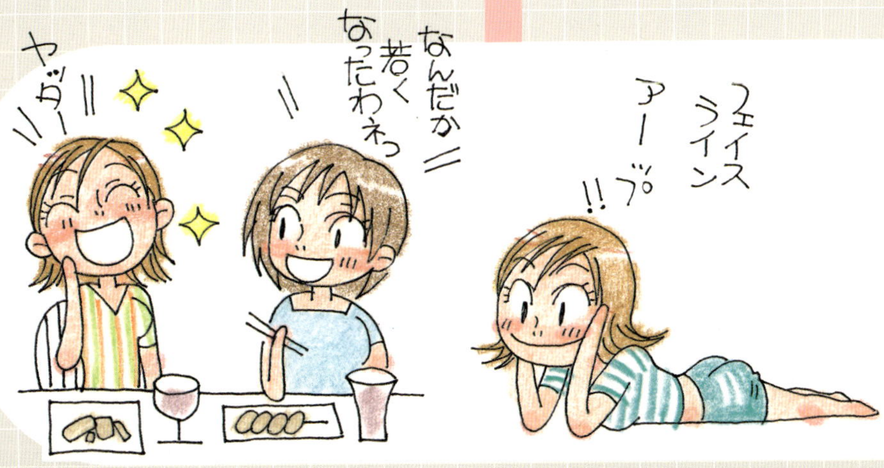

この本は、こうやって **活用**しよう!!

1

まず、自分のからだがゆがんでいるのかどうかを**チェック**してみましょう。
どこがゆがんでいるかがわかります。

2

ゆがんでいる部分がわかったら、さっそくストレッチの開始です。
「**基本の骨格ストレッチ**」をやってみましょう。
1～3を**全部**やってもいいし、どれか**ひとつ**でもOK。

3

気になる症状がある場合は、「基本の骨格ストレッチ」と、その症状にあった骨格ストレッチの組み合わせがおすすめです。
もちろん、気になる症状の骨格ストレッチだけでも大丈夫。
はじめは、毎日するのが効果的です。
1～2週間くらいで、効果が実感できるでしょう。
そうしたら、毎日でなくてもOK！
時間のできたときに行うとよいでしょう。

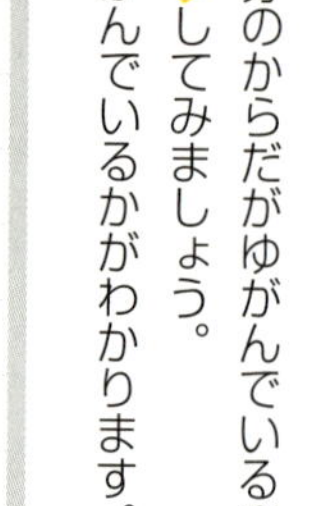

STEP 1

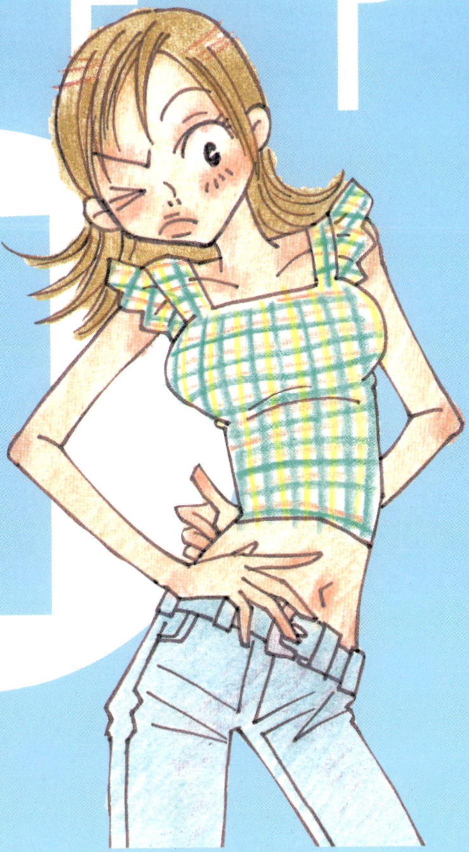

からだのゆがみをチェック!

まずは、自分のからだがゆがんでいるか、
ゆがんでいるとすればどこがゆがんでいるのか、
骨格のチェックをしてみましょう。

◎背中で握手できる？

バックシェイクハンドチェック

「まっすぐに立ち、右手を上から左手を下からうしろに回し、握手することはできますか？
また、左手を上から右手を下からうしろに回し、握手することはできますか？」

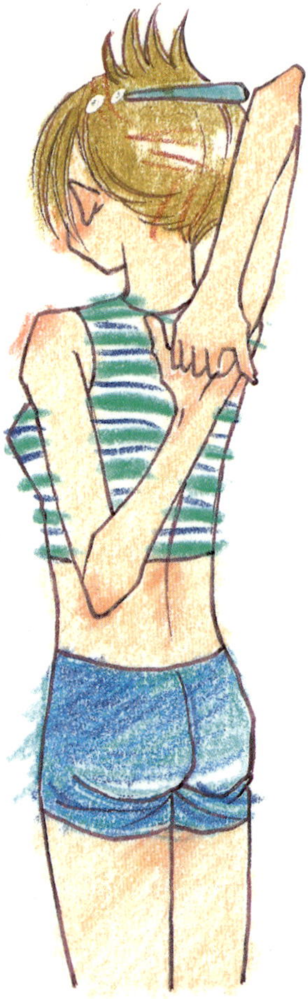

○　握手できた ──→ ゆがんでいないよう。

×　握手できない ──→ 上半身のバランス悪し！

上半身のバランスが悪いかも。片方だけできなくても、バランスが悪いようです。
このままでは四十肩、五十肩になってしまう可能性も！
とくに悩みがなくても基本の骨格ストレッチ3(P44)をやりましょう。四十肩、五十肩の予防、またバストアップにも効果的です。

◎ベルトでからだが引き締まる？

ベルトしばりチェック

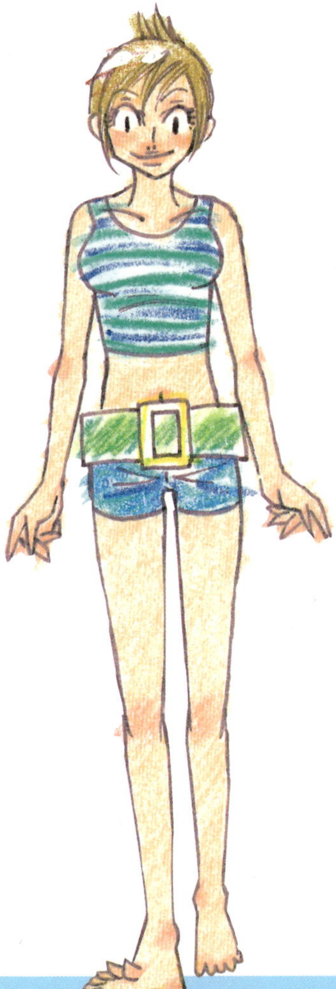

「骨盤（おへその下の下っ腹あたり）をできるだけ太いベルトでしばり、歩いてみてください。
その後ベルトをはずしたときとの変化を感じますか？
腰の回りや太もも、足の親指の感覚、足の裏の感覚、からだの姿勢などに変化がありますか？」

○ 変化を感じない ──→ ゆがんでいないよう。

× 変化が感じられた ──→ 骨盤がゆがんでる?!

ベルトをしたときに、からだが締まった感じがする、はずしたときにだらっとした感じがした場合は、下半身や骨盤がゆがんでいることが。骨盤がゆがんでいると、便秘や冷え性、不眠、婦人科系の症状がでやすくなります。からだに症状がでていなくても女性は筋肉の力が弱く骨盤がゆがみやすいので、基本の骨格ストレッチ2(P42)が効果的です。

◎骨盤と股関節の柔軟性は？

えび足チェック

「えび足チェック①」

仰向けに寝て、両ひざを曲げて開き、足の裏を合わせ、足を両手で持ちます。

この姿勢ができますか？

痛みはありませんか？

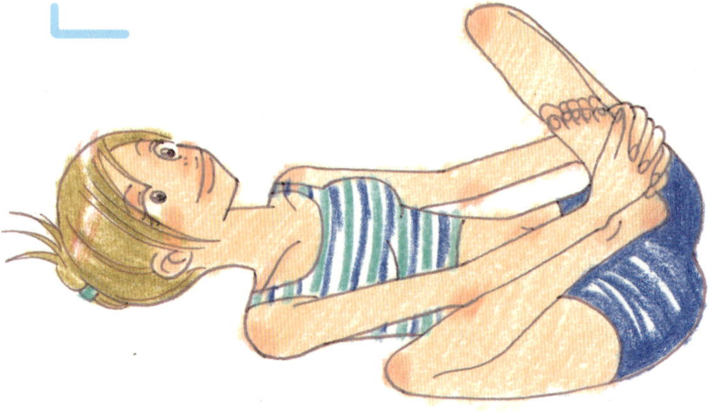

○ 簡単にできる ──→ 骨盤と股関節の柔軟性あり。

× 痛くてムリ ──→ 骨盤と股関節がかたくなっている。

骨盤の周囲の関節がかたく、骨盤が狭かったり股関節がかたい可能性があります。

股関節や骨盤も車のブレーキと同じで遊びが必要です。

基本の骨格ストレッチ1・2（P40、42）をすれば、骨盤のゆがみが調整されます。

「えび足チェック②」

うつぶせになり、上半身を起こして腰をそらします。両ひざをできるかぎり曲げます。このとき、痛みはありませんか？

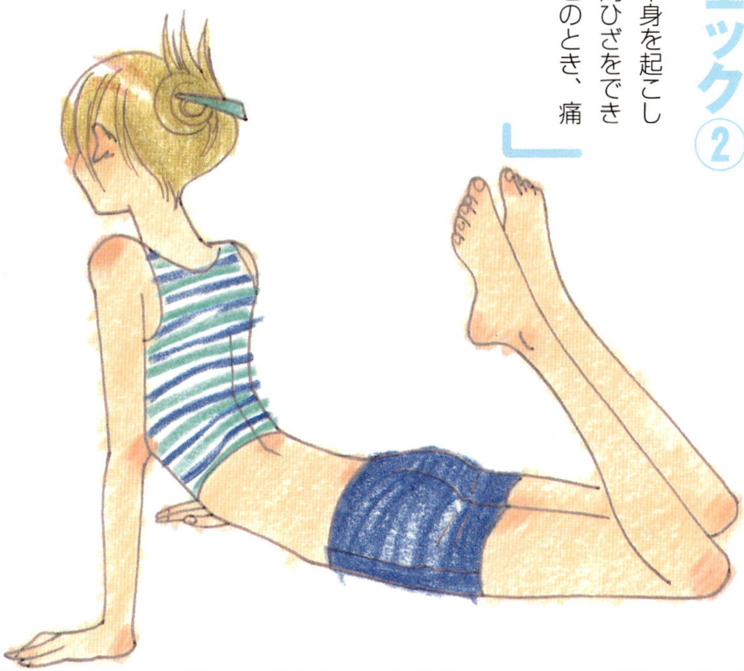

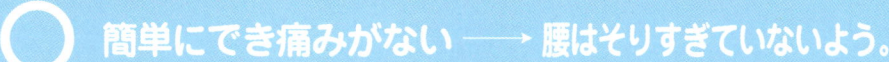

○ **簡単にでき痛みがない ──→ 腰はそりすぎていないよう。**

× **痛い ──→ 骨盤が上がってそりすぎている！**

痛みがあるあなたは、骨盤がそりすぎている可能性が大。骨盤がそりすぎていると腰痛になったり、からだの調子が悪くなったりすることもあります。P94の「生理痛がひどい」編を行って、骨盤を元に戻しましょう。

靴底チェック

◎靴底の減り具合は？

「ふだんよく履いている靴の底を見てみましょう。
外側（小指側）だけすり減っていませんか？」

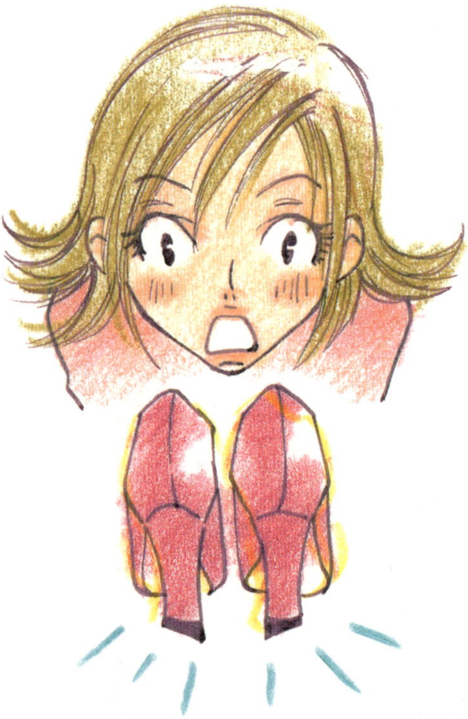

○ すり減っていない ──→ ゆがんでいないよう。

× すり減っている ──→ 骨盤が開いているかも！

骨盤が開いている可能性が大。基本の骨格ストレッチ1・2(P40、42)をして、骨盤を元に戻しましょう。症状がでていなくても、女性はホルモンバランスの関係や日常の姿勢の悪さなどで骨盤がゆがみやすいのです。

◎開いている人が多い？

つま先の開きチェック

「仰向けに寝てみましょう。足を伸ばしたとき、左右のつま先が60度以上開いていますか？」

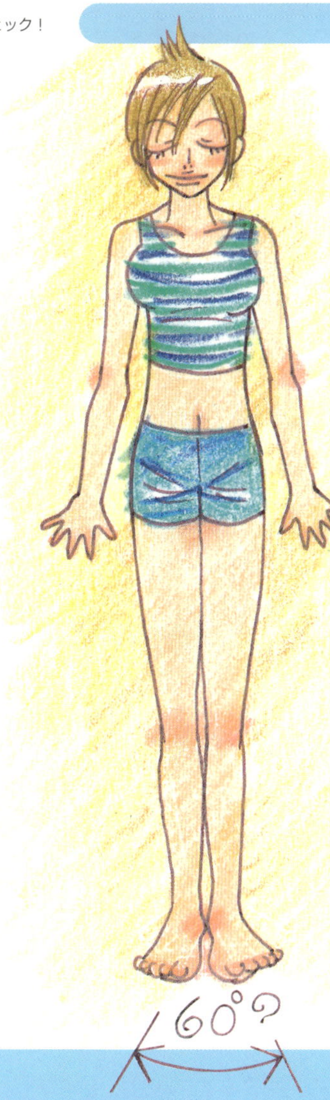

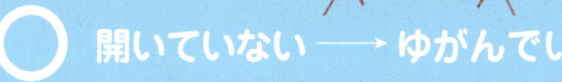

○ 開いていない ──→ ゆがんでいないよう。

✕ 開いている ──→ 股関節が開いているかも。

60度以上開いていると、骨盤か股関節が開いている可能性が。骨盤や股関節が開いていると、姿勢が悪くなったり、からだの調子が悪くなったりします。基本の骨格ストレッチ1・2(P40、42)をして、ゆがみ対策を行いましょう。

◎できそうでできない?

腕伸ばしチェック

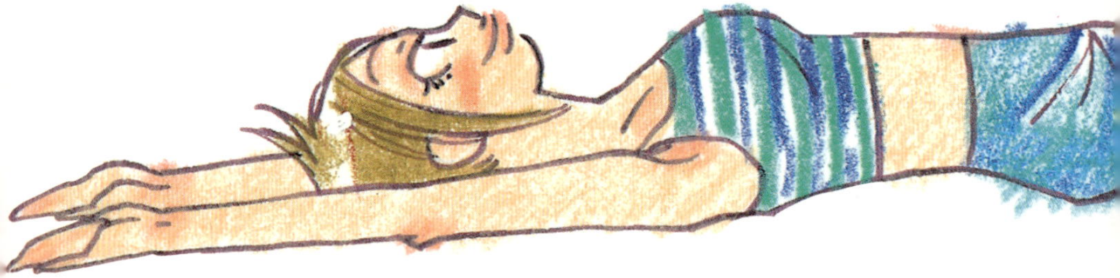

「畳やフローリングの床などかたい場所で仰向けになり、両腕を上にまっすぐ伸ばしてみましょう。ひじから指先まで、ぺったり床につきますか?」

○ 床につく ──→ からだはゆがんでいないよう。

× 床につかない ──→ からだがゆがんでいるかも!!

腕が床につかずに浮いているようなら、からだが前かがみにゆがんでいる可能性が。上半身の姿勢が悪い人や猫背、胸がたれている人にも、できない人が多いようです。基本の骨格ストレッチ3(P44)や猫背解消の骨格ストレッチ(P74)、バストアップの骨格ストレッチ(P62)をして、姿勢が正しくなるようにしましょう。

◎足がぴったりくっつくかな？

足ぴったりくっつくチェック

「まっすぐに立ち、かかとつま先を合わせてみましょう。
両足の太もも、ひざ、ふくらはぎ、くるぶしはぴったりくっついていますか？」

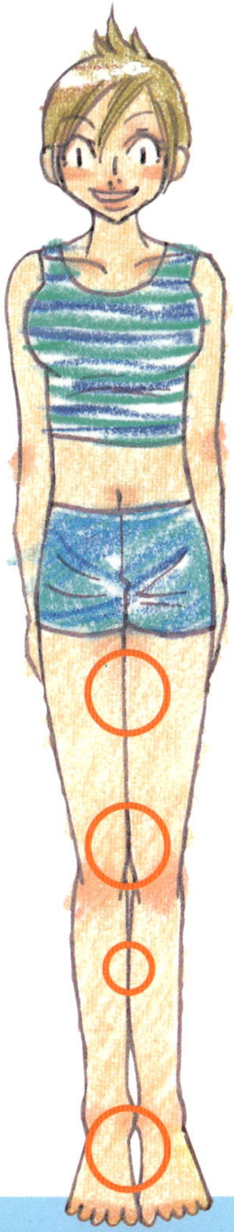

○ くっついている ―→ ゆがんでいないよう。

× くっついていない ―→ 骨盤がゆがんでいるかも!!

骨盤がゆがんでいる可能性があり、立ち姿、歩く姿勢が美しくないかもしれません。姿勢がよくないと、老化を早めるだけでなく、腰痛や便秘、頭痛に悩まされる人が多くなります。基本の骨格ストレッチ1〜3(P40〜)をして、正しい姿勢になるようにしましょう。

◎ワタシの骨格はゆがんでいる？

骨格のゆがみチェック!!

次の項目のうち、そうだなと思うものにチェックしてみよう。

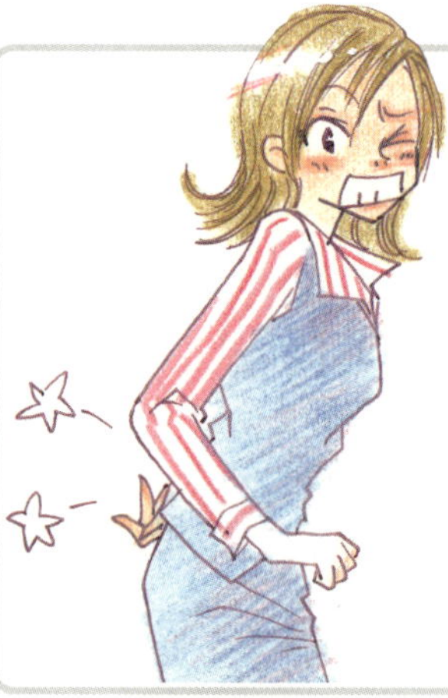

- いままでにぎっくり腰になったことがある。

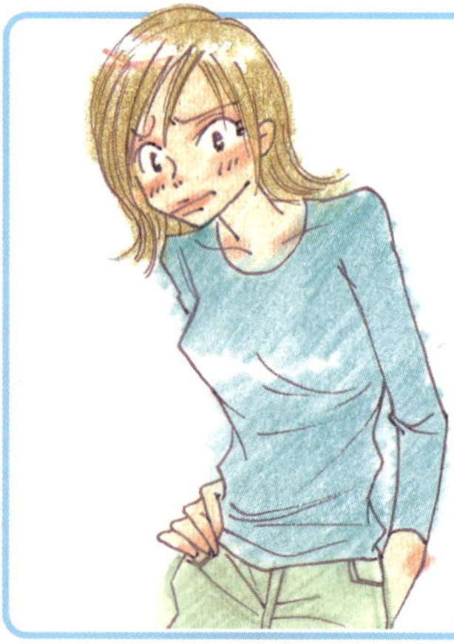

- おなかがはりやすく便秘になりやすい。

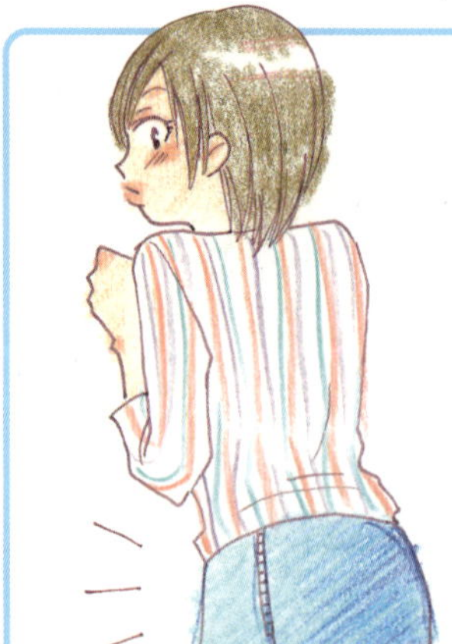

- 知らない間にスカートが回っていることがある。

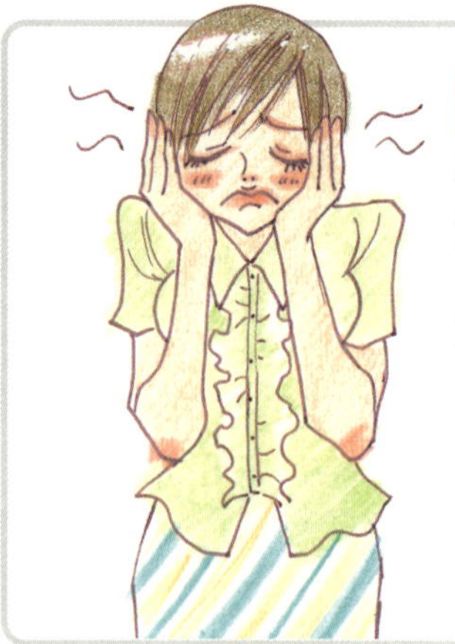

- 手や足、顔がむくみやすい。冷え性でもある。

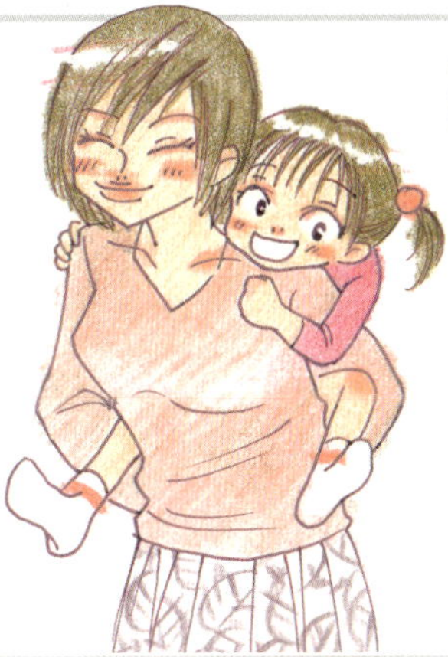

子供を産んだことがある。

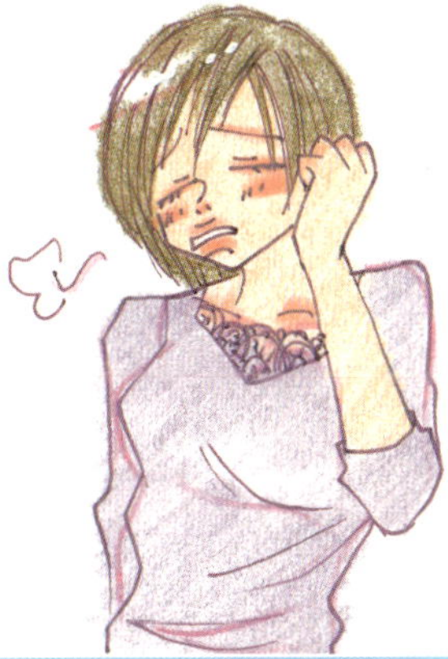

精神的に落ち込むと長く引きずり復帰しづらい。

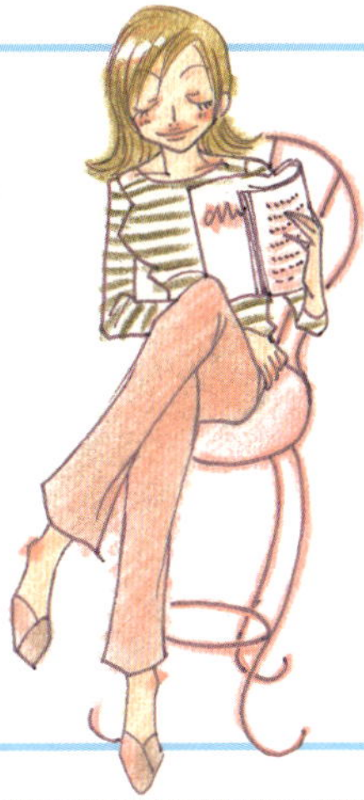

いすに座ると、すぐに脚を組んでしまう。

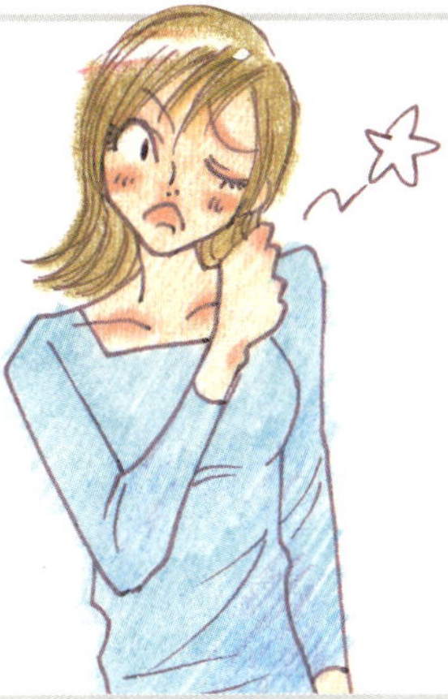

肩こりや腰痛になりやすい。

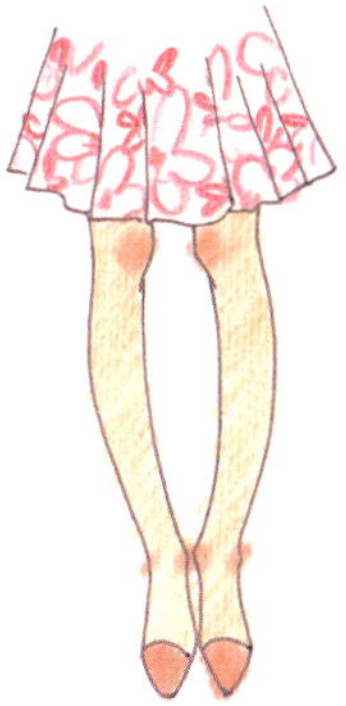

O脚やX脚が気になる。

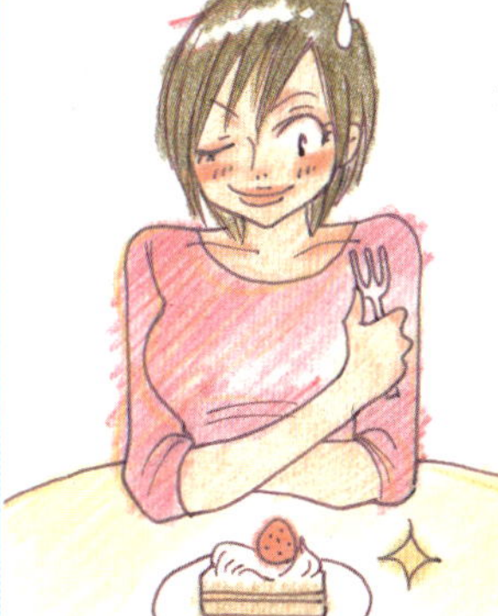

食べる量に関係なく、太りやすい。

- [ ] 靴の裏は外側が減りやすい。

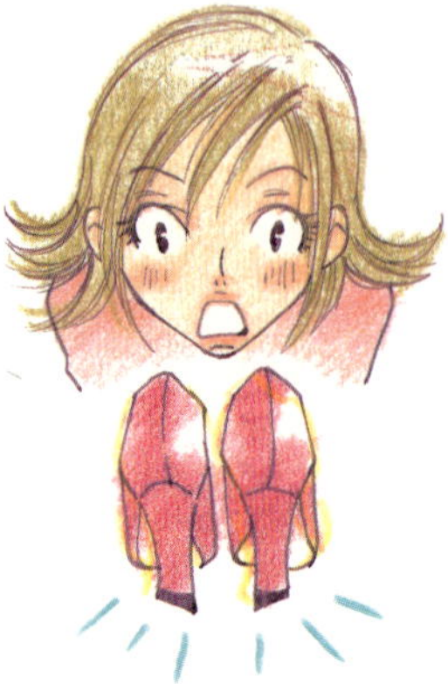

- [ ] 足や下半身が疲れやすい。

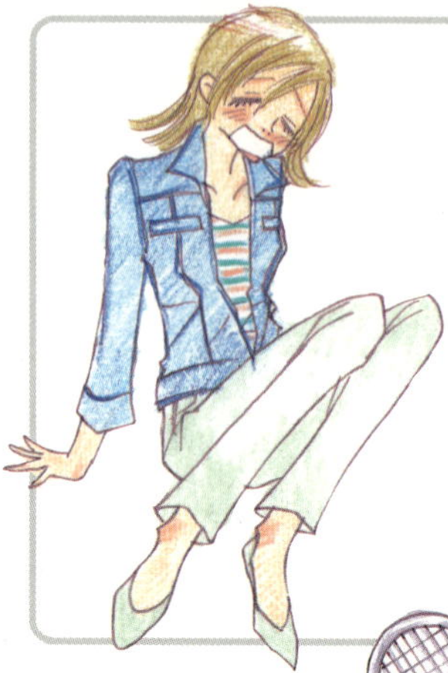

- [ ] あぐらで左右の足を組みかえると、感覚が違う。

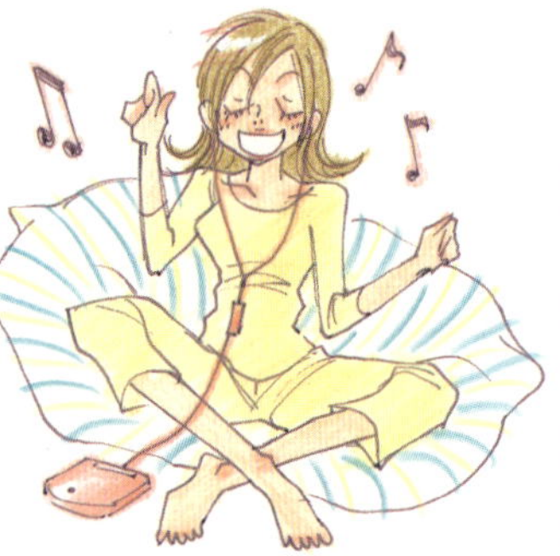

- [ ] ゴルフやテニスなどからだを一方向にねじるスポーツをしている（またはしていた）。

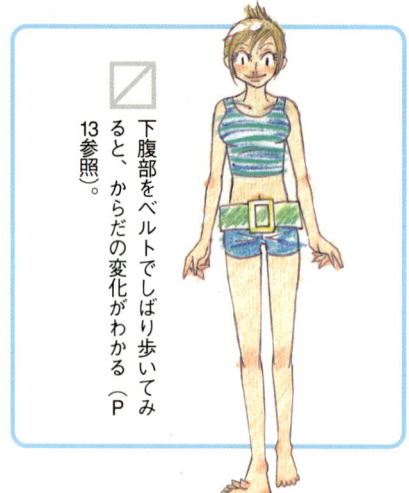

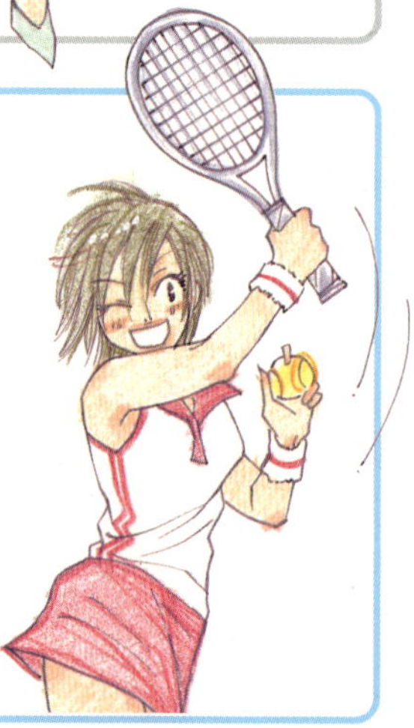

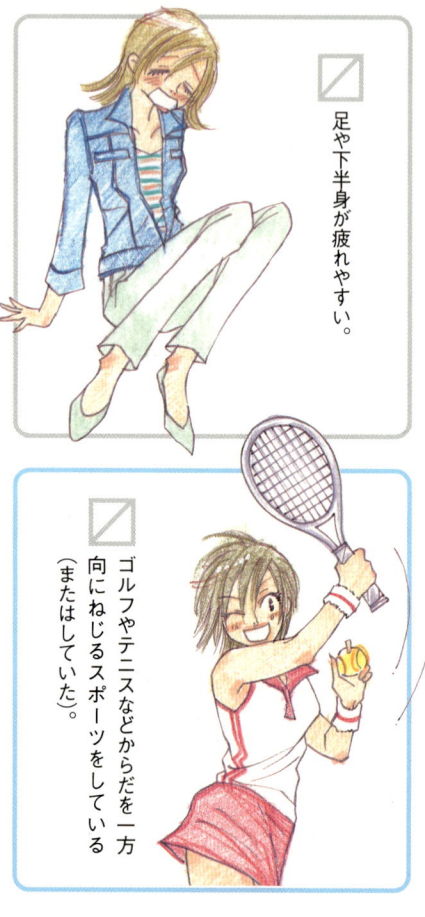

- [ ] 下腹部をベルトでしばり歩いてみると、からだの変化がわかる（P13参照）。

- [ ] 柔らかい布団やマットレスで寝ていることが多い。

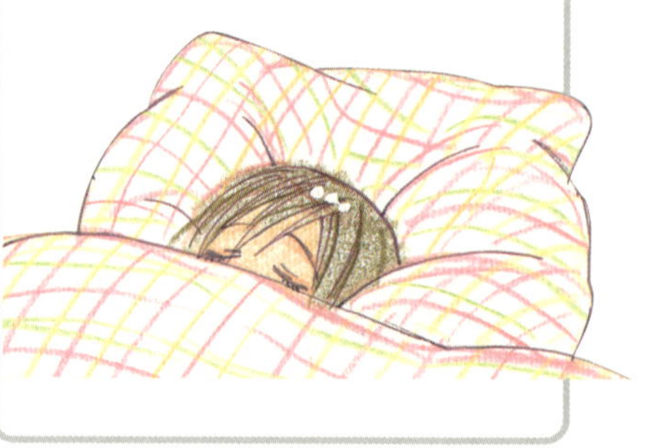

☐ 仰向けになり、股関節を90度に曲げ、ひざを立てたときの左右のひざの高さが違う。

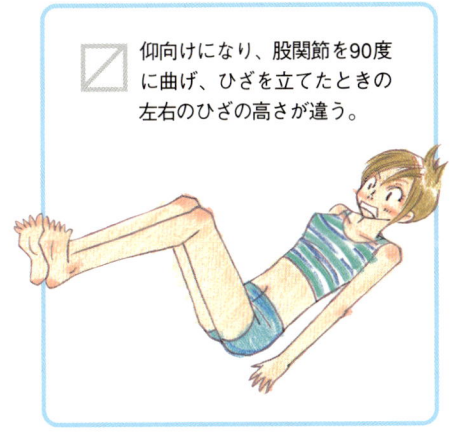

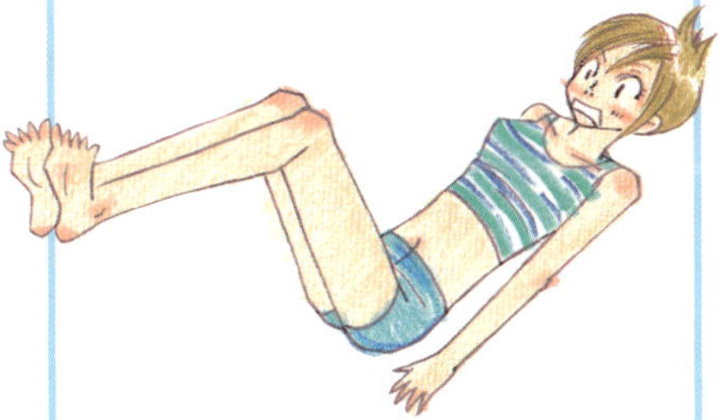

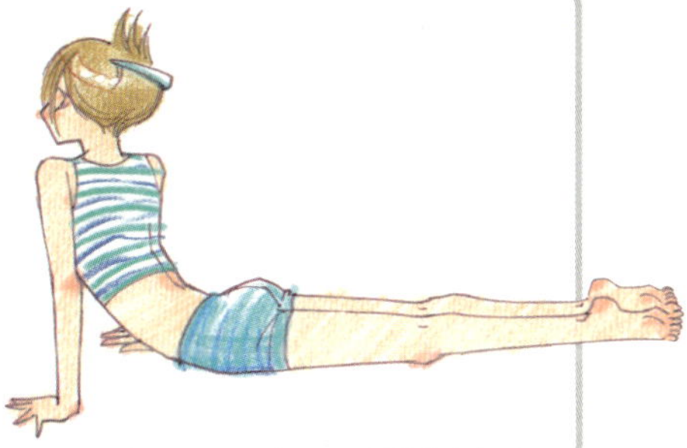

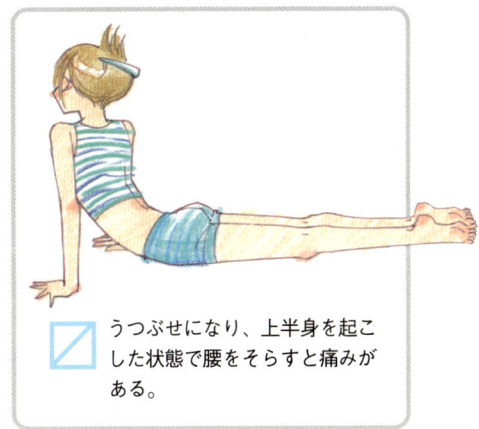

☐ うつぶせになり、上半身を起こした状態で腰をそらすと痛みがある。

あなたはチェックの数が何個ありましたか？

かなり深刻！　骨格のゆがみ　緊急事態発令中!!

14個 以上

からだがゆがんでいるようです。取り返しがつかなくなる前に、骨格ストレッチでゆがみを改善しましょう。毎日少しでもストレッチをすれば、からだが軽くなり、姿勢もよくなるでしょう。骨格のゆがみも改善されます。

ちょっと深刻　骨格のゆがみ　注意報発令中！

7個 以上

骨格がゆがんでいる可能性があります。骨格ストレッチを行いましょう。

ストレッチを習慣づければ、ゆがみが改善され、ボディラインも一層すっきりするはずです。

ビューティフル！　骨格美人　からだづくりは◎

6個 以下

常にからだを気にかけて生活しているようです。この状態を維持し、もっと調子がよくなるように食生活や生活習慣、運動などに気を配りましょう。そのためにも、骨格ストレッチを取り入れて、継続的な健康づくりを目指しましょう。

◎からだは柔らかい？

関節サビつき度チェック!!

次の項目のうち、そうだなと思うものにチェックしてみよう。

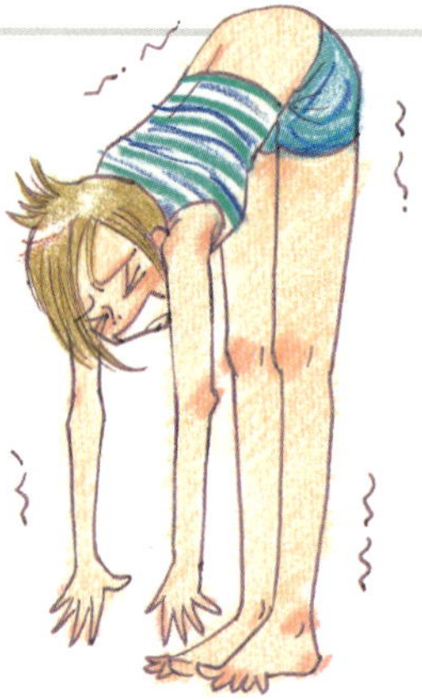

前屈して、両手が床につかない。

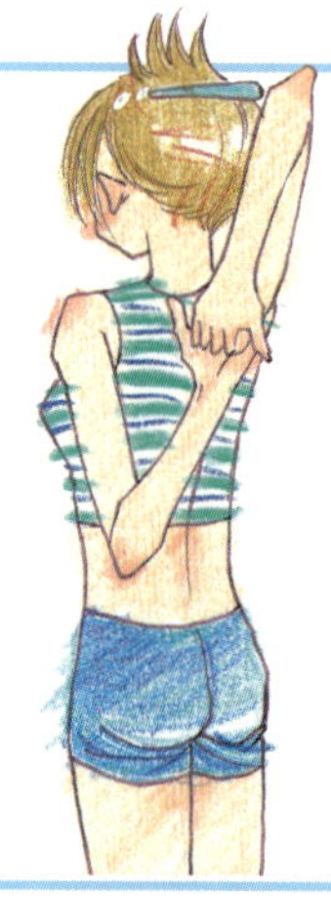

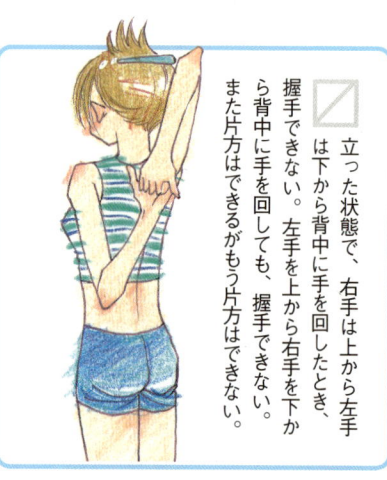

立った状態で、右手は上から左手は下から背中に手を回したとき、握手できない。左手を上から右手を下から背中に手を回しても、握手できない。また片方はできるがもう片方はできない。

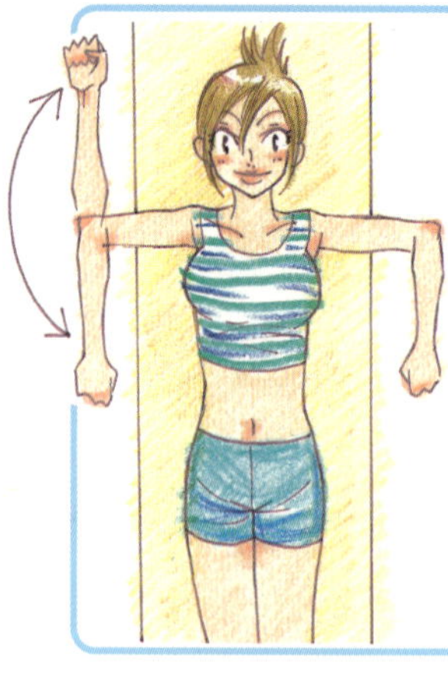

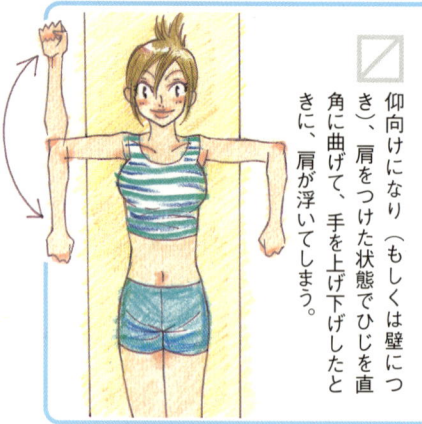

仰向けになり（もしくは壁につき）、肩をつけた状態でひじを直角に曲げて、手を上げ下げしたときに、肩が浮いてしまう。

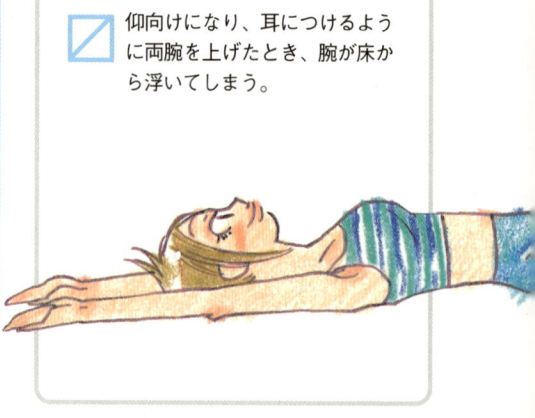

仰向けになり、耳につけるように両腕を上げたとき、腕が床から浮いてしまう。

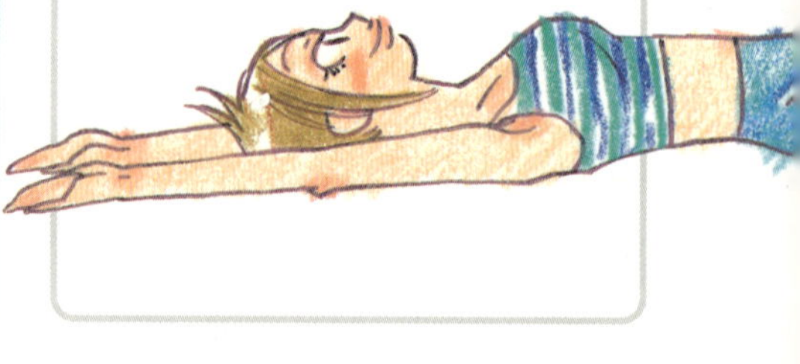

うつぶせで、首を左右に回すと、左右に差がある。

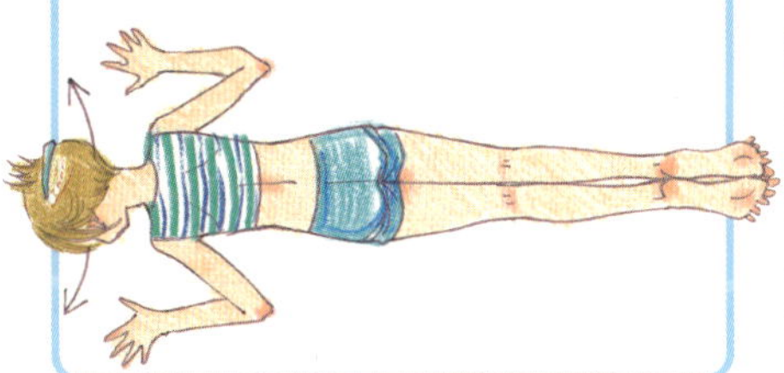

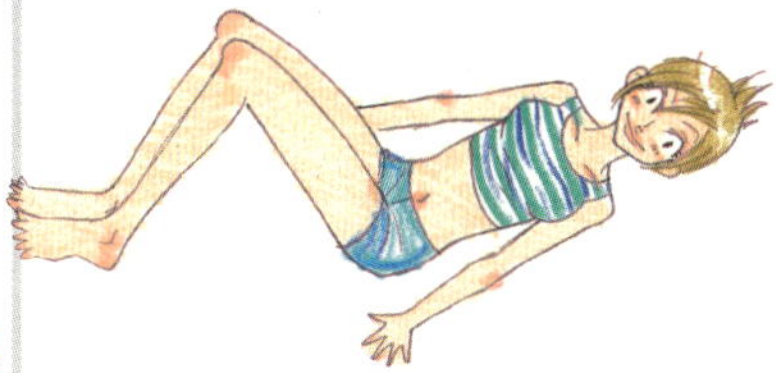

仰向けになり、ひざを軽く曲げ腰をひねると左右で差がある。

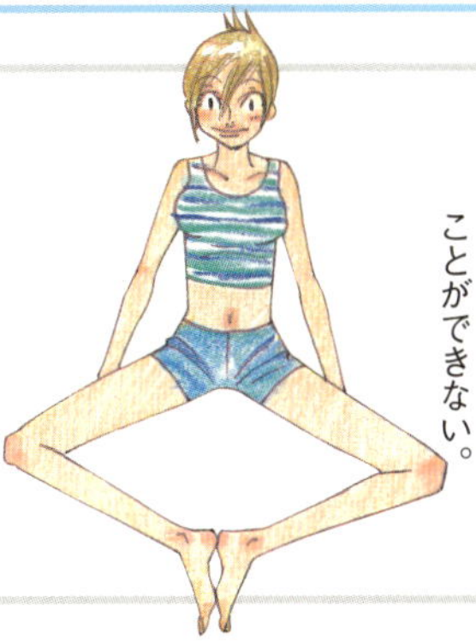

仰向けになり、足の裏を合わせてひざを開くことができない。

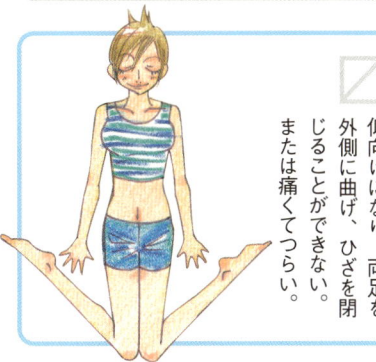

仰向けになり、両足を外側に曲げ、ひざを閉じることができない。または痛くてつらい。

女の子座りを左右ですると、左右で感覚の違いがある。

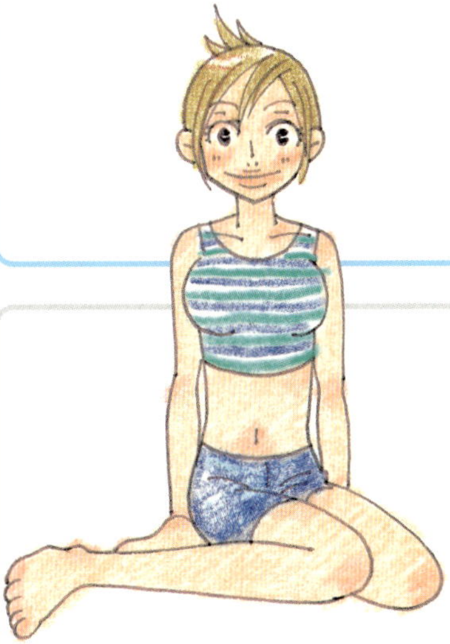

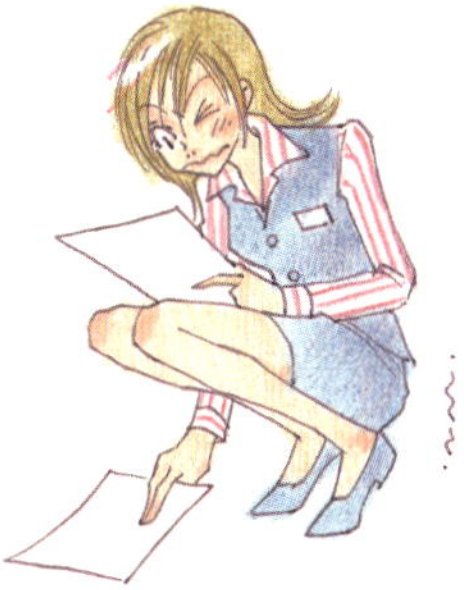

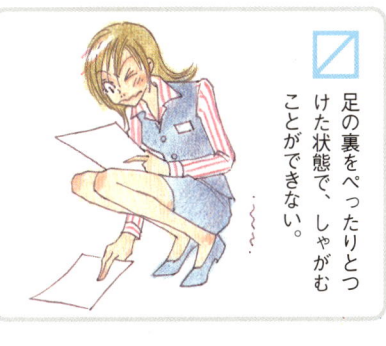

足の裏をぺったりとつけた状態で、しゃがむことができない。

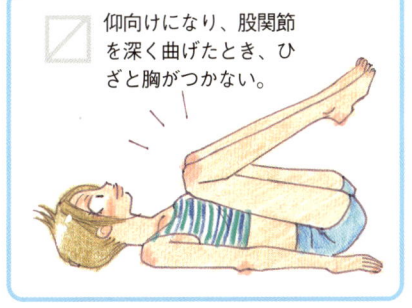

仰向けになり、股関節を深く曲げたとき、ひざと胸がつかない。

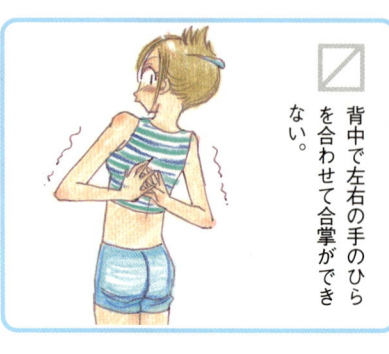

背中で左右の手のひらを合わせて合掌ができない。

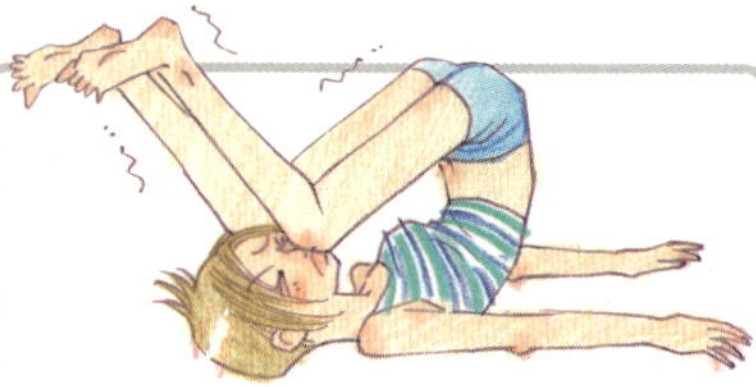

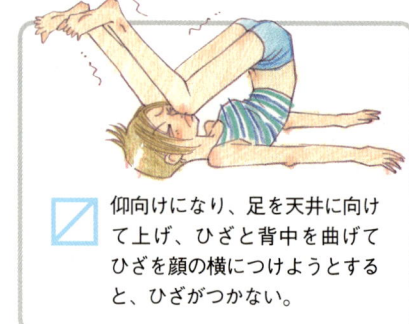

仰向けになり、足を天井に向けて上げ、ひざと背中を曲げてひざを顔の横につけようとすると、ひざがつかない。

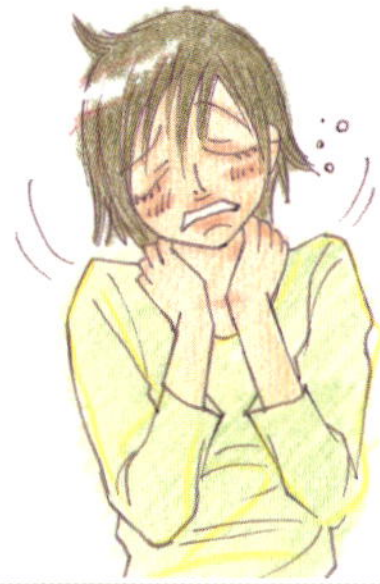

朝起きたとき、首や肩、腰などの関節の節々が痛い。

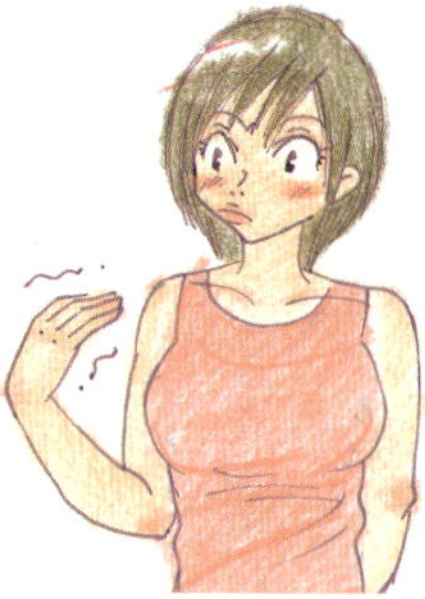

ひじを深く曲げたとき、指先が肩に触れない。

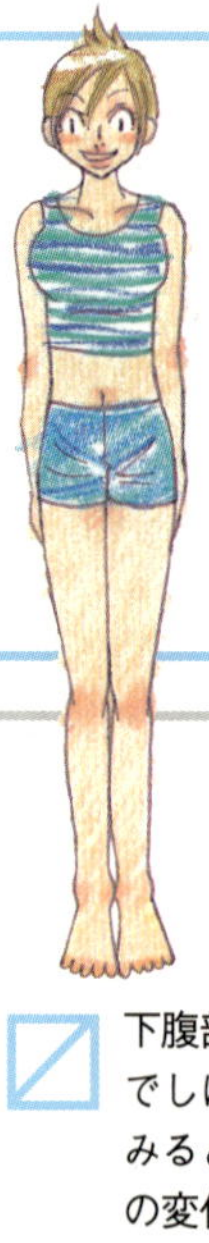

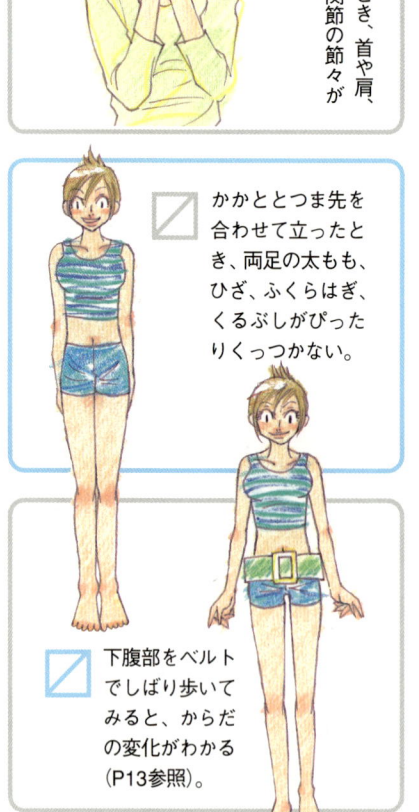

かかととつま先を合わせて立ったとき、両足の太もも、ひざ、ふくらはぎ、くるぶしがぴったりくっつかない。

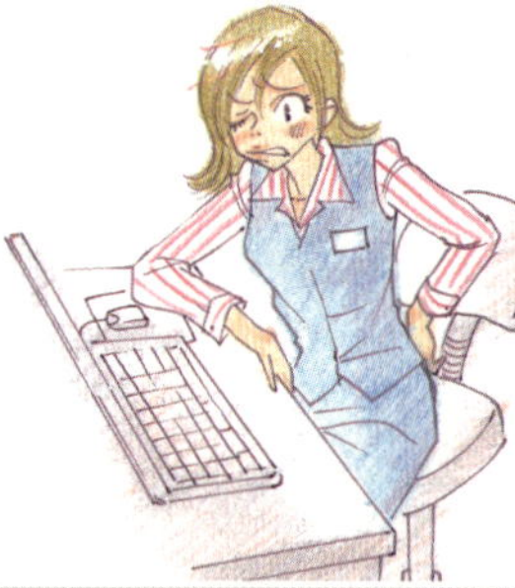

長時間同じ姿勢でいると、各関節が痛い。

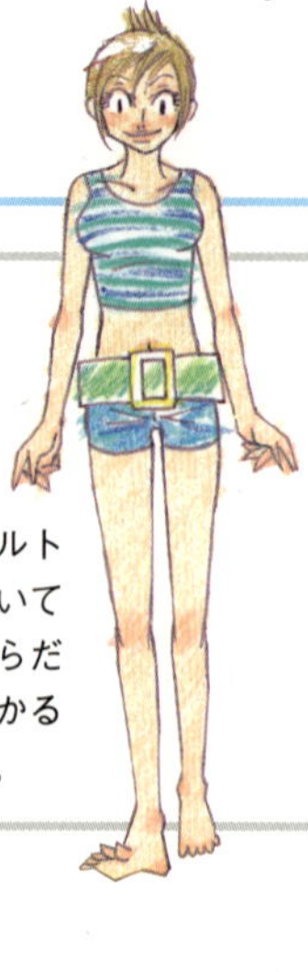

下腹部をベルトでしばり歩いてみると、からだの変化がわかる（P13参照）。

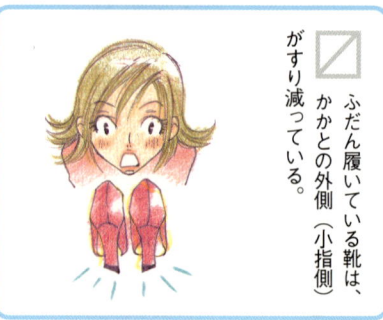

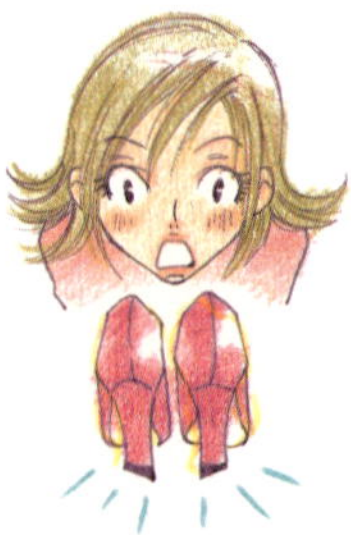

ふだん履いている靴は、かかとの外側（小指側）がすり減っている。

うつぶせで左右のひざを90度に曲げ、両足を左右に倒すと、左右の感覚に違いがある。

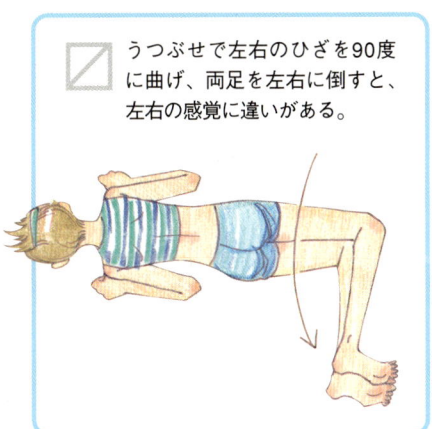

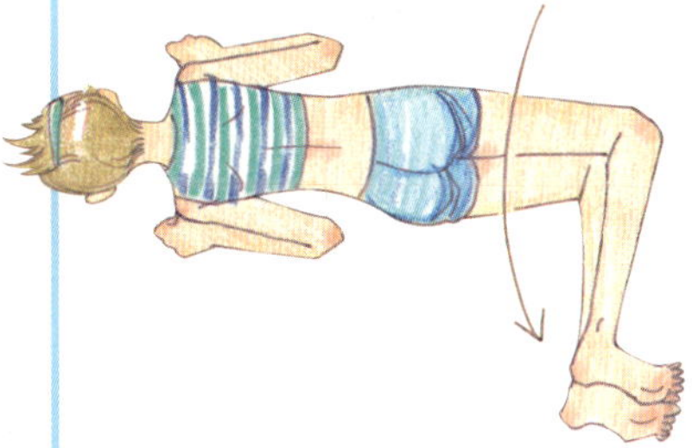

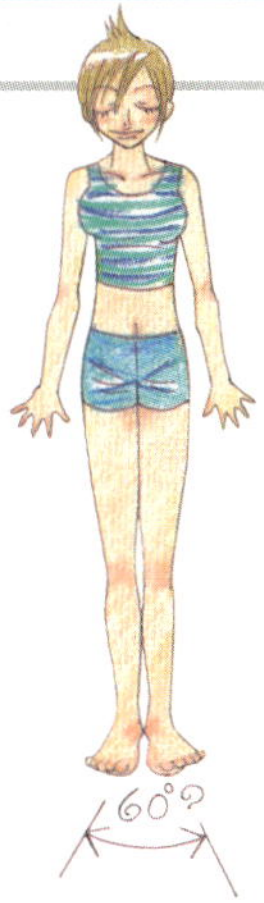

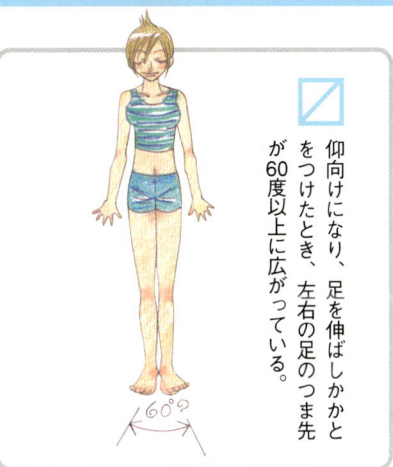

仰向けになり、足を伸ばしかかとをつけたとき、左右の足のつま先が60度以上に広がっている。

あなたはチェックの数が何個ありましたか？

かなり深刻！　関節サビつき　緊急事態発令中!!

14個以上

からだの各関節がサビついているようです。取り返しがつかなくなる前に、すぐに骨格ストレッチでサビつきを改善しましょう。関節を本来あるべき状態に戻し、柔軟性を高めることが大切です。毎日少しでもストレッチをすれば、からだが軽くなり、姿勢もよくなるでしょう。

ちょっと深刻　関節サビつき　注意報発令中！

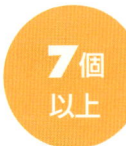

7個以上

からだの各関節がサビつき始めています。骨格ストレッチを行いましょう。
ストレッチを習慣づければ関節のサビつきも改善され、ボディラインも一層はっきりするはずです。

ビューティフル！　関節美人　関節のサビつきなし

6個以下

常にからだを気にかけて生活しているようです。この状態を維持し、もっと調子がよくなるように食生活や生活習慣、運動などに気を配りましょう。そのためにも、骨格ストレッチを取り入れて、継続的な健康づくりを目指しましょう。

◎美人に歩いてる？

歩き方チェック!!

次の項目のうち、そうだなと思うものにチェックしてみよう。

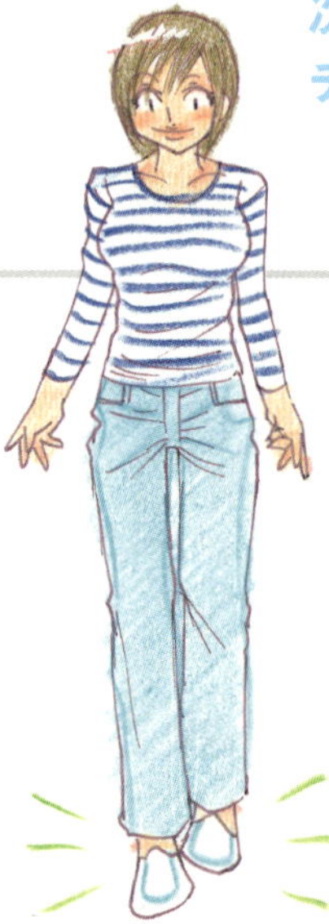

□ 小指側（足の外側）に力を入れて歩いている。

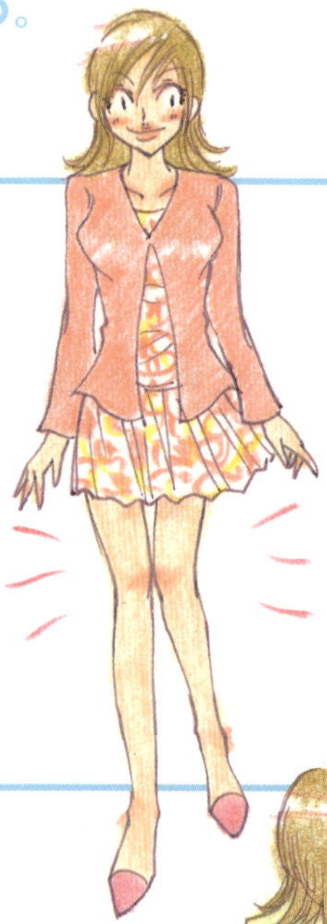

□ 両ひざが開き、すり合わすように歩いていない。

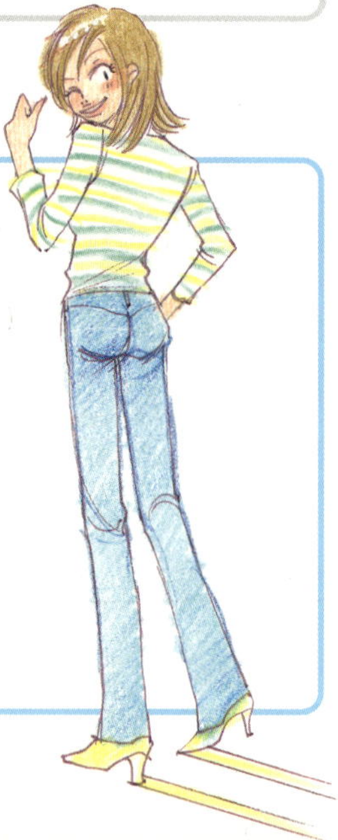

□ 左右の足は、歩いた跡が左右平行になるライン上を歩いている。

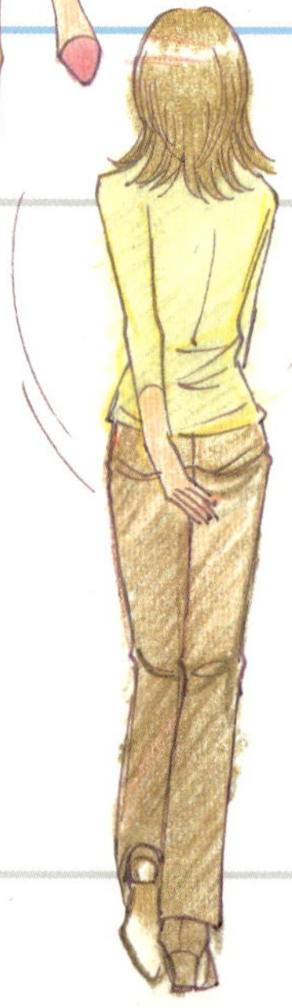

□ 手を振って歩くとき、うしろより前に手を振って歩いている。

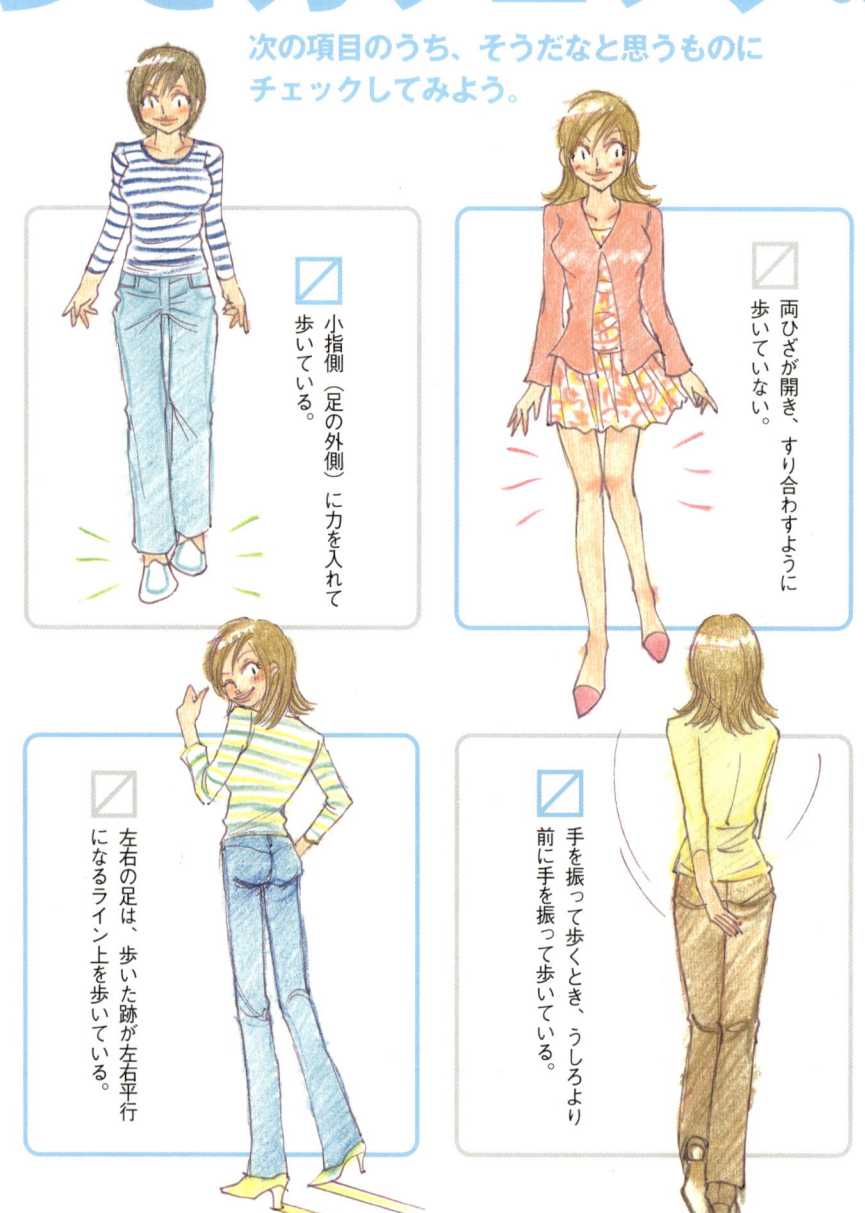

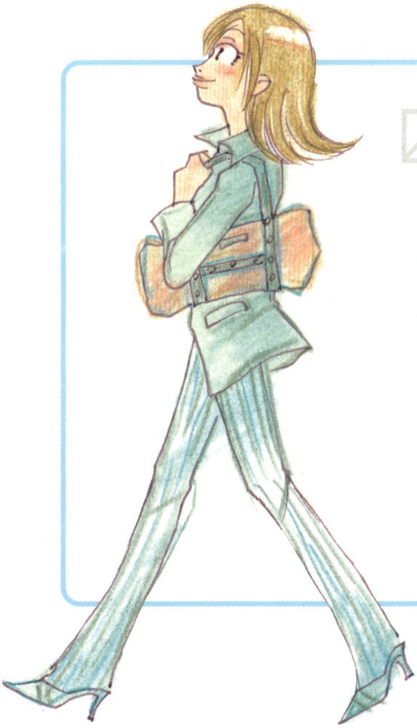

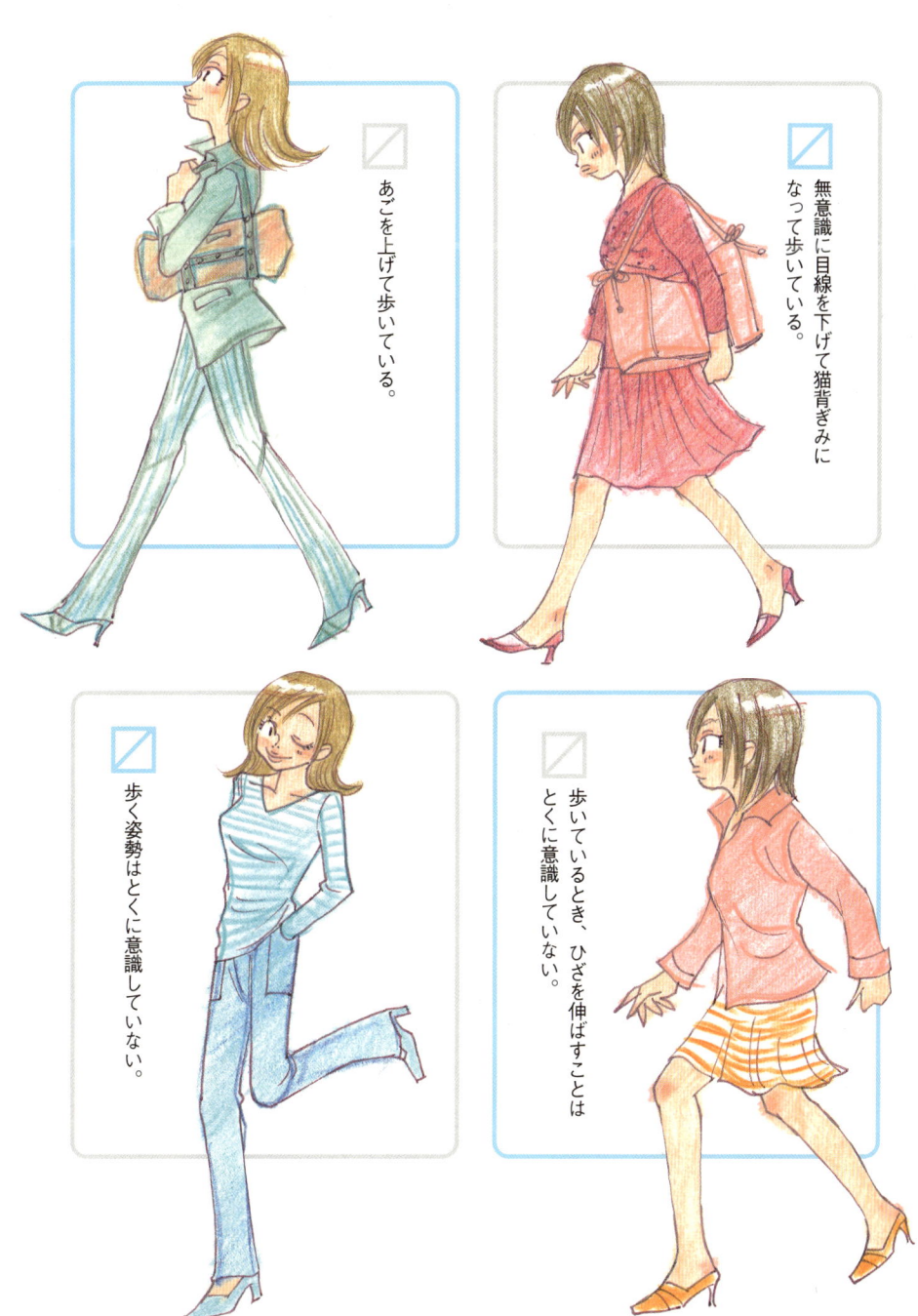

□ あごを上げて歩いている。

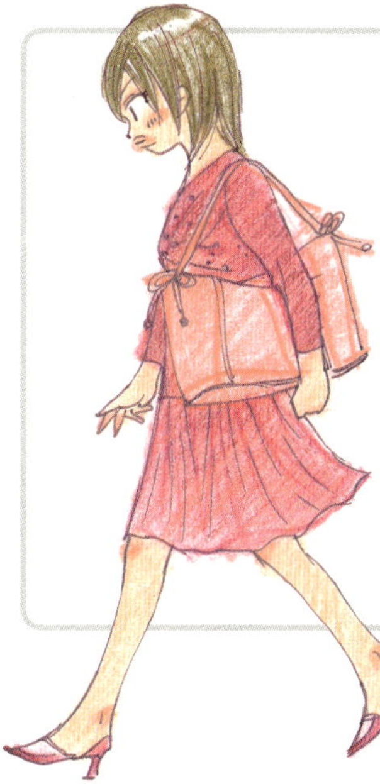

□ 無意識に目線を下げて猫背ぎみになって歩いている。

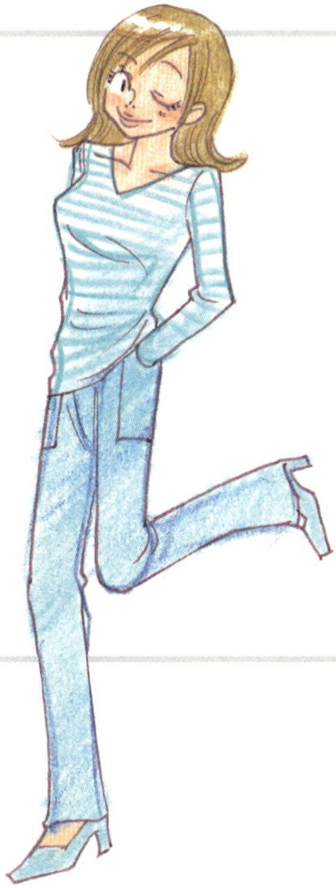

□ 歩く姿勢はとくに意識していない。

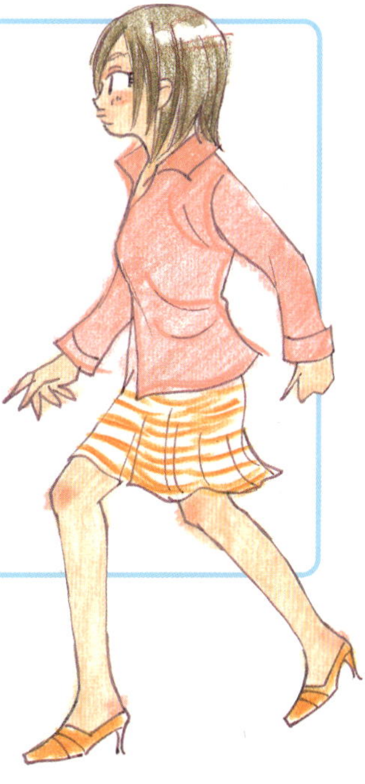

□ 歩いているとき、ひざを伸ばすことはとくに意識していない。

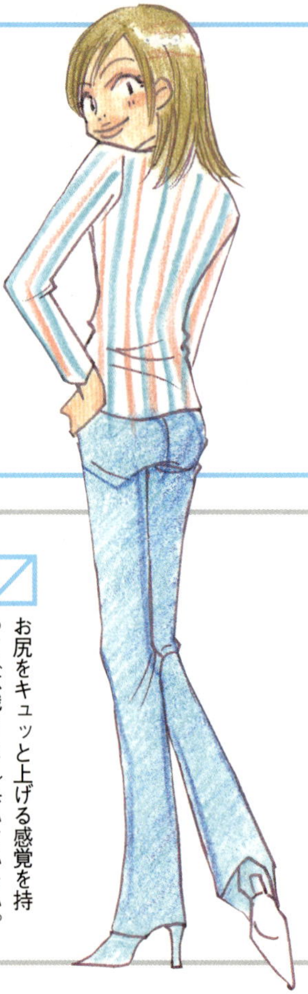

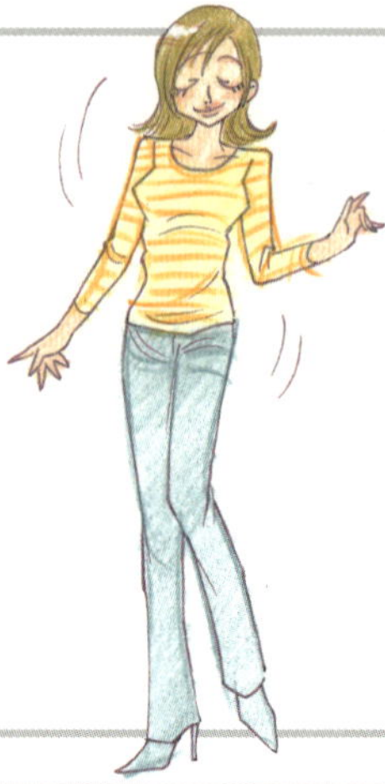

□ 左右にからだを揺らしながら歩いていると言われたことがある。

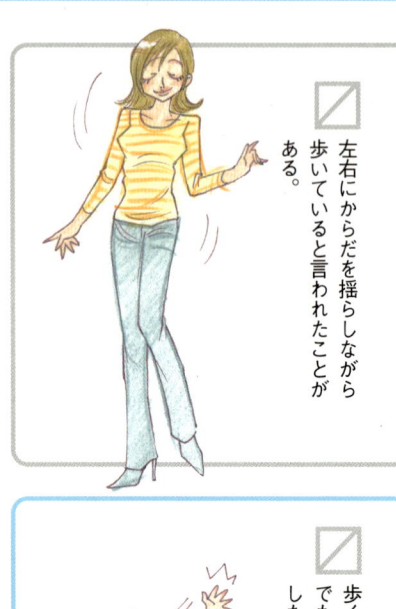

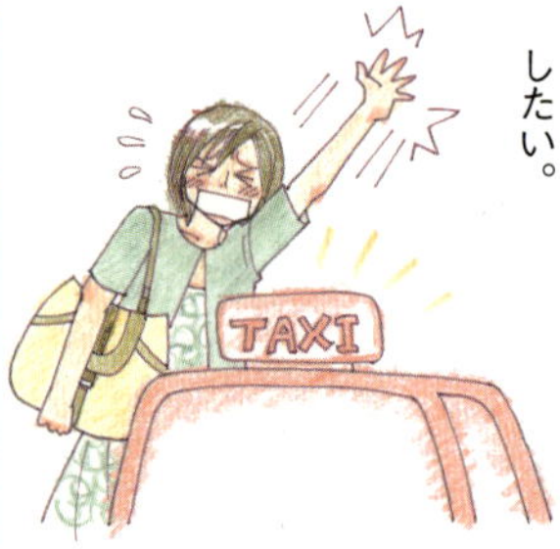

□ 歩くことが苦手、苦痛だ。短距離でもできればタクシーなどで移動したい。

□ お尻をキュッと上げる感覚を持って（意識をして）歩いていない。

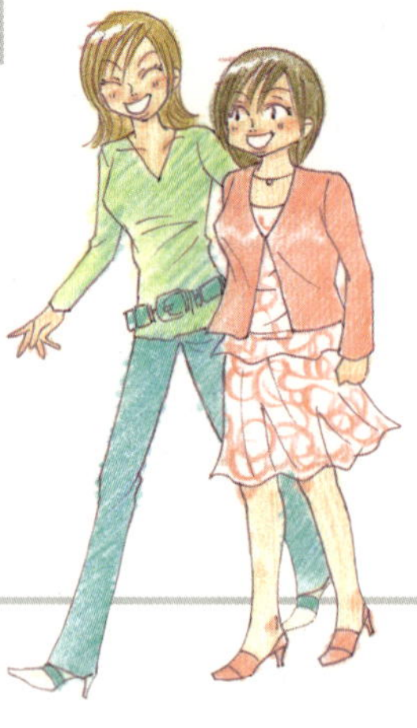

□ 歩幅は狭いと思う。

□ 人よりゆっくり歩くほうだ。

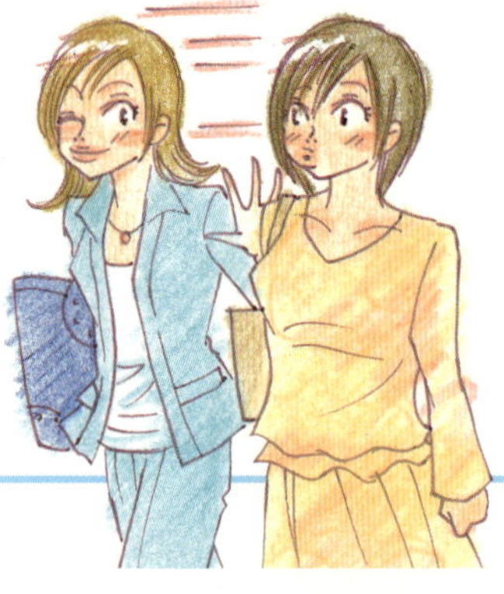

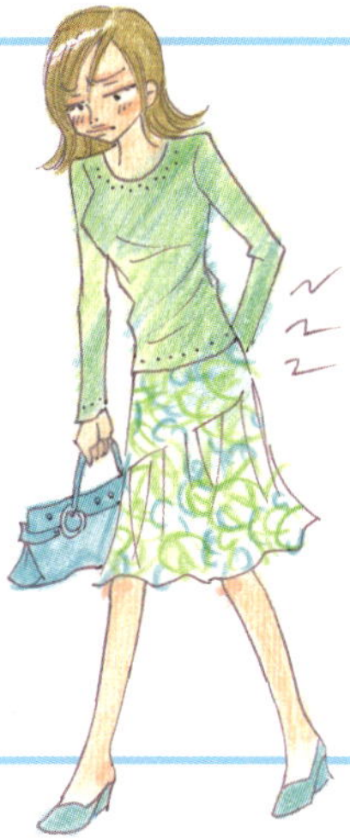

長時間歩いていると、からだのどこかが痛くなることが多い。

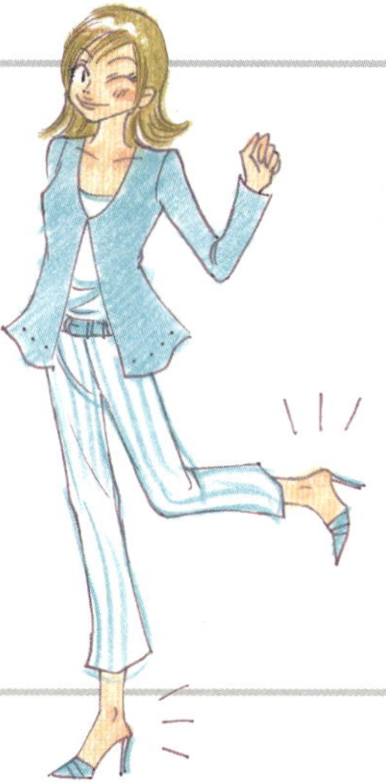

ヒールの高い靴で歩くことが多い。

あなたはチェックの数が何個ありましたか？

かなり深刻！　ウォーキング　緊急事態発令中!!

13個以上

からだのゆがみやサビつきが原因で歩き方に影響がでています。P40～45の基本の骨格ストレッチを毎日行い、ゆがみやサビつきを改善しましょう。姿勢もよくなり、ゆがみも改善され、からだが軽くなることを実感するでしょう。

ちょっと深刻　歩き方　注意報発令中！

7個以上

からだのゆがみやサビつきが一部みうけられます。骨格ストレッチを行いましょう。ストレッチを習慣づければ、ゆがみや関節のサビつきが改善され、ボディラインも一層すっきりするはずです。

ビューティフル！　ウォーキング健康美人

6個以下

健康的ですてきな歩き方です。この状態を維持し、もっと調子がよくなるように食生活や生活習慣、運動などに気を配りましょう。そのためにも、骨格ストレッチを取り入れて、継続的な健康づくりを行い、さらにウォーキング美人を目指しましょう。

◎からだ全体がゆがんでる？

日常生活ゆがみチェック!!

次の項目のうち、そうだなと思うものにチェックしてみよう。

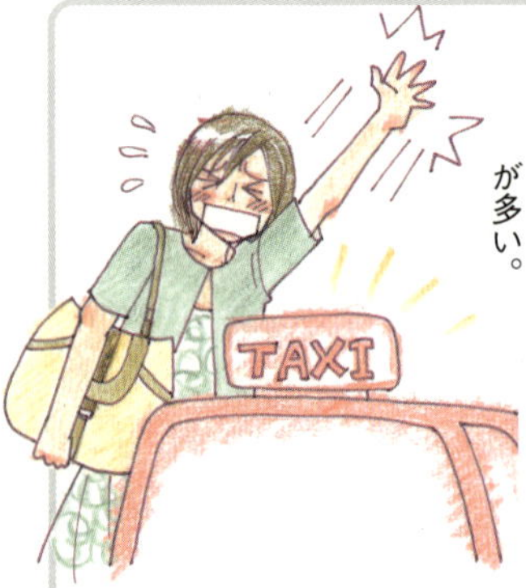

歩くことがほとんどなく、歩くことは苦痛。短距離もタクシー移動が多い。

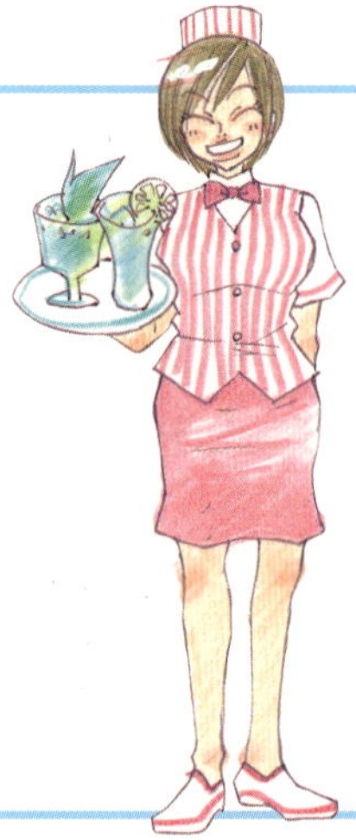

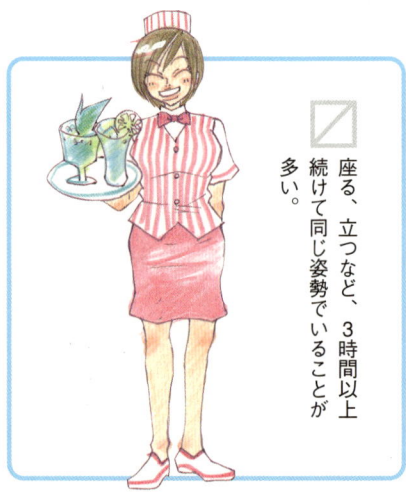

座る、立つなど、3時間以上続けて同じ姿勢でいることが多い。

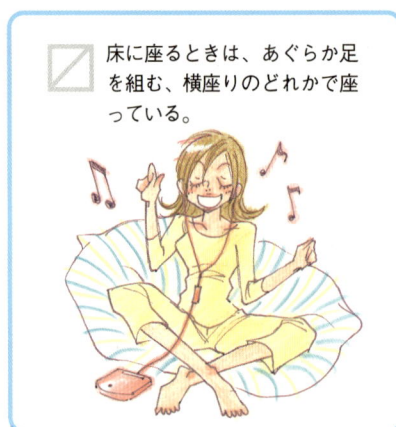

床に座るときは、あぐらか足を組む、横座りのどれかで座っている。

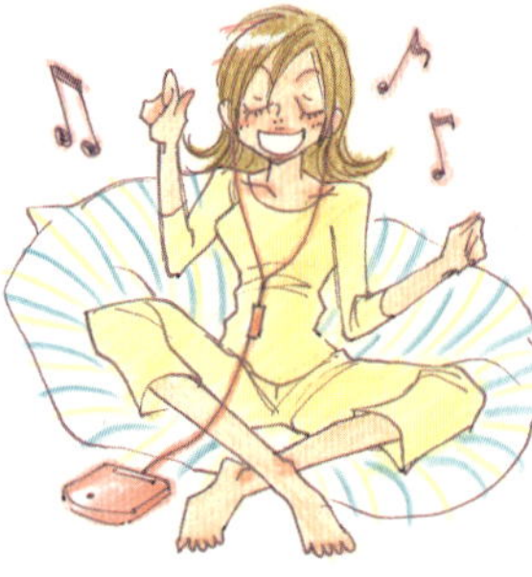

からだが沈み込む布団やベッドで寝ている。

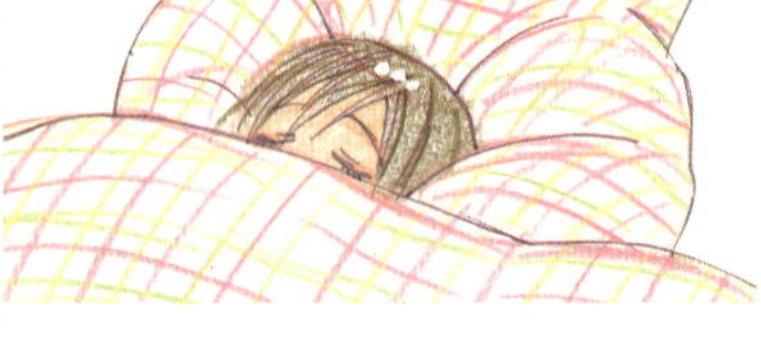

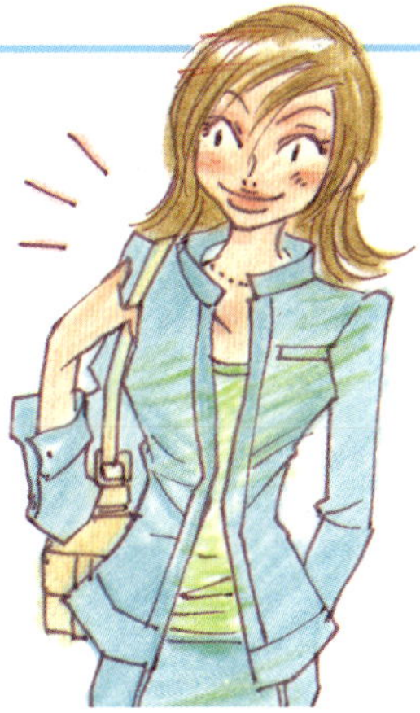

- バッグや荷物を片方の手で持つことが多い。

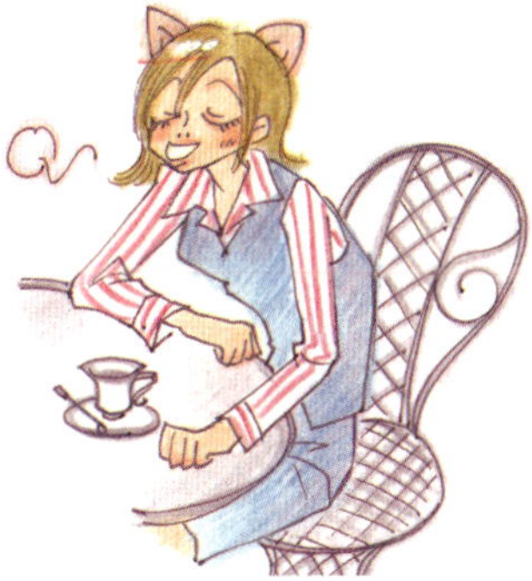

- 背中を丸めて座るのがラクだ。

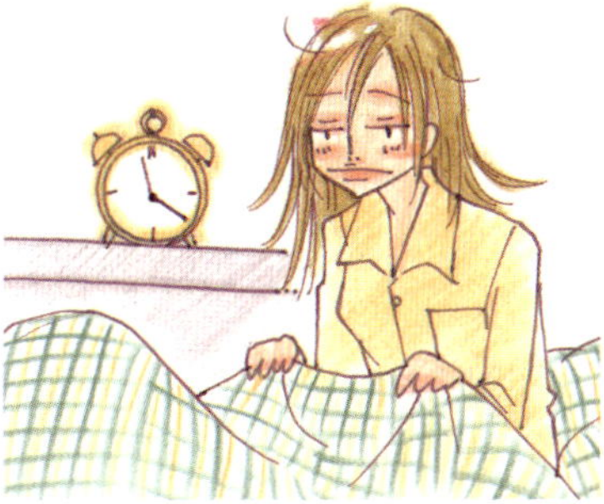

- ぐっすり眠れず、朝早く目覚めることが多い。

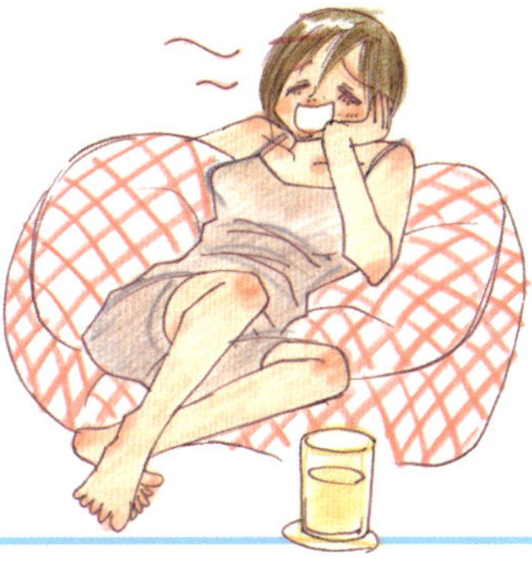

- 運動はほとんどしない。

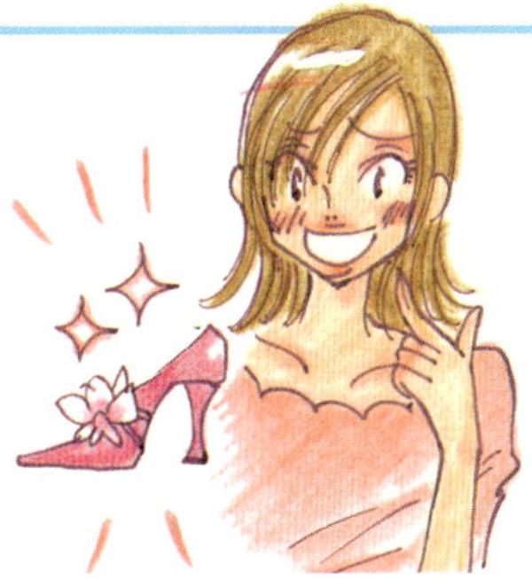

- おしゃれのために合わない靴、負担の大きい靴を履くことが多い。

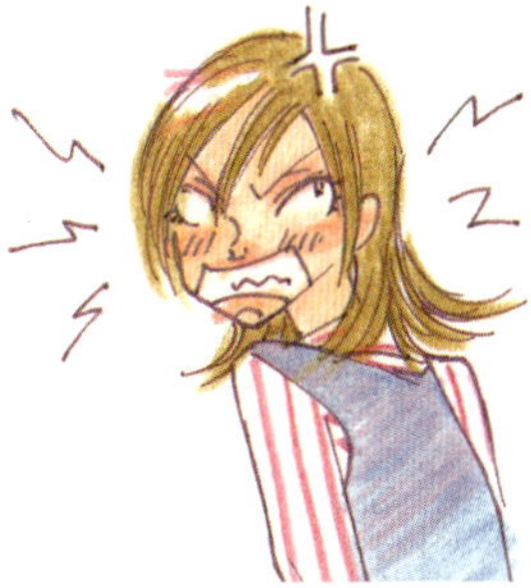

- 最近気分が落ち込んだり、イライラしてばかりいる。

□ 目を使いすぎて疲れたり、ドライアイになることが多い。

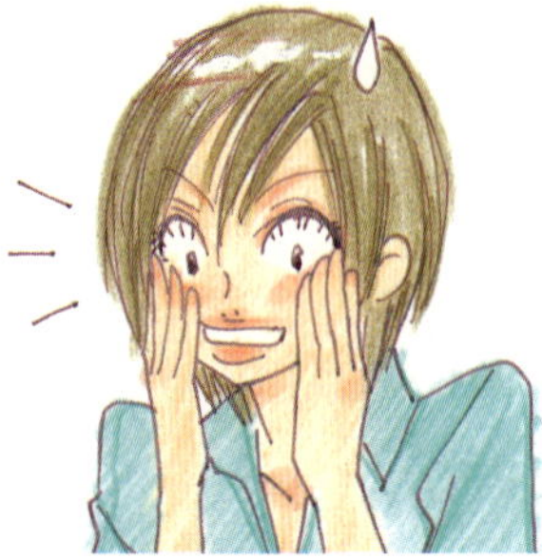

□ 常に便秘ぎみだ。

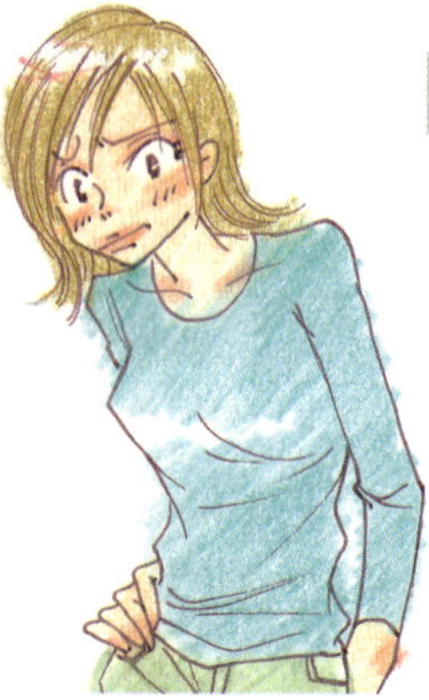

□ からだを一方向にねじるようなスポーツをやっている。

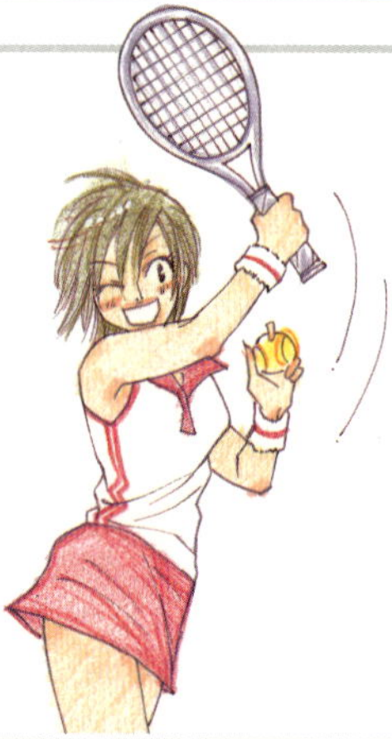

□ 高いヒールの靴を履いていることが多い。

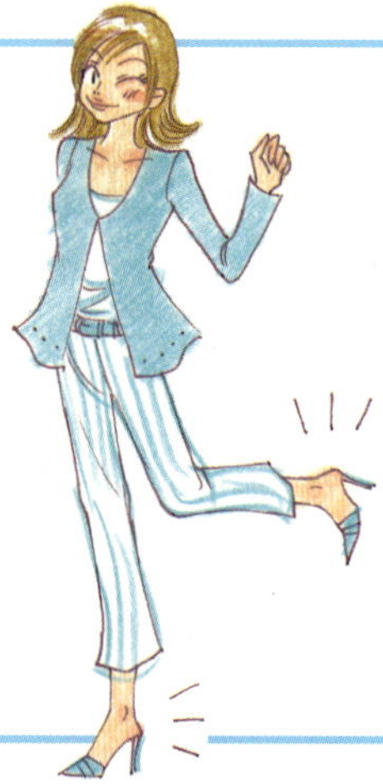

□ 物事を消極的に考えてしまいやすい。

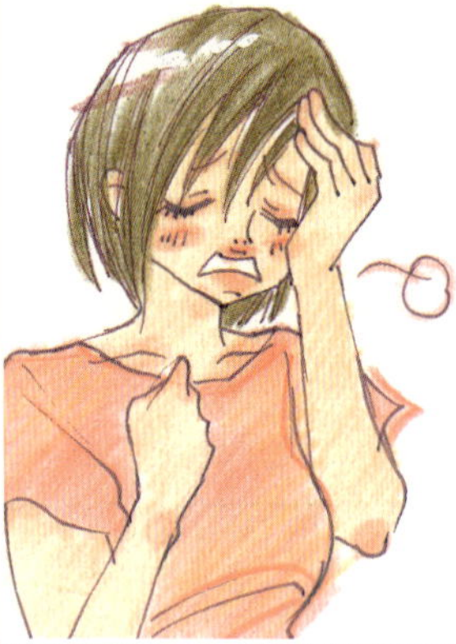

□ 歩き方や姿勢が悪いという自覚がある。

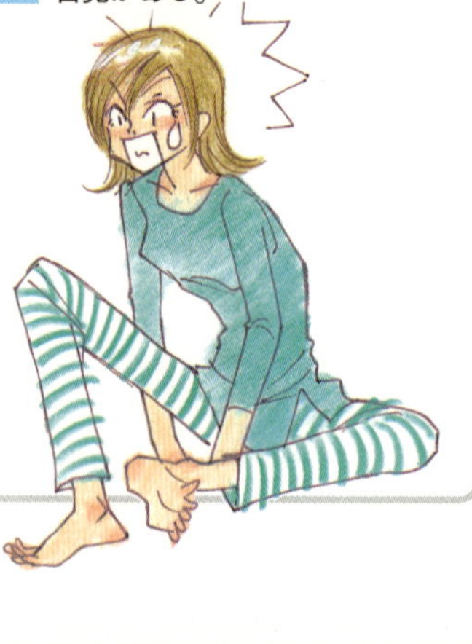

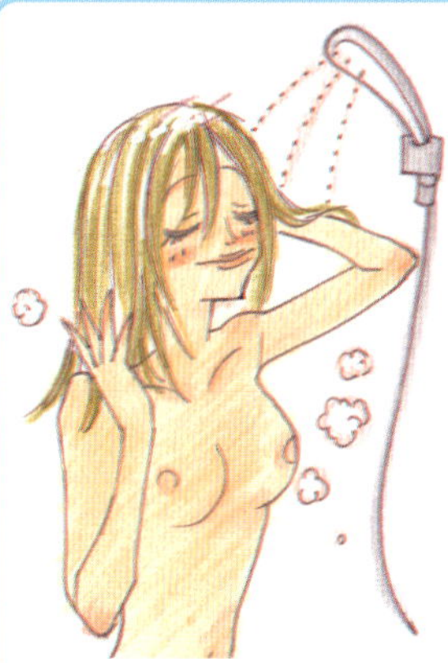

□ 入浴はシャワーだけで、バスタブに入ることは少ない。

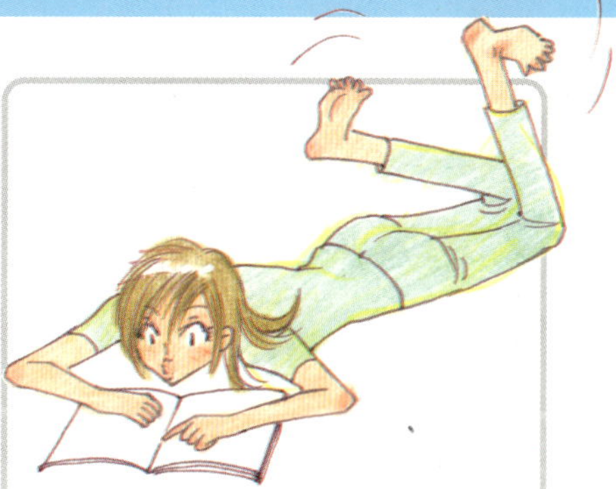

□ 寝転がって本や雑誌、新聞を読んだり、ゲームをすることが多い。

あなたはチェックの数が何個ありましたか？

かなり深刻！　ゆがみ生活　緊急事態発令中!!

14個以上

あなたの日常生活は、骨格のゆがみを引き起こしています。取り返しがつかなくなる前に、骨格ストレッチでゆがみを改善しましょう。関節をあるべき状態に戻し、柔軟性を高めます。また、生活習慣を見直すことも大切です。毎日少しでもストレッチをすれば、からだが軽くなり、からだの不調がなくなっていくでしょう。

ちょっと深刻　ゆがみ生活　注意報発令中！

7個以上

このままの生活を続けていると骨格のゆがみを引き起こしてしまうでしょう。骨格ストレッチを行い、骨格のゆがみを改善し、生活習慣を改めて、快適なからだを目指しましょう。

ビューティフル！　生活美人　生活習慣は大丈夫

6個以下

常にからだを気にかけて生活しているようです。この状態を維持し、もっと調子がよくなるように食生活や生活習慣、運動などに気を配りましょう。そのためにも、骨格ストレッチを取り入れて、さらに関節美人を目指しましょう。

正しい姿勢をチェック!

正しい姿勢で立ってる?　座ってる?
正しい基本の姿勢をチェックして!!

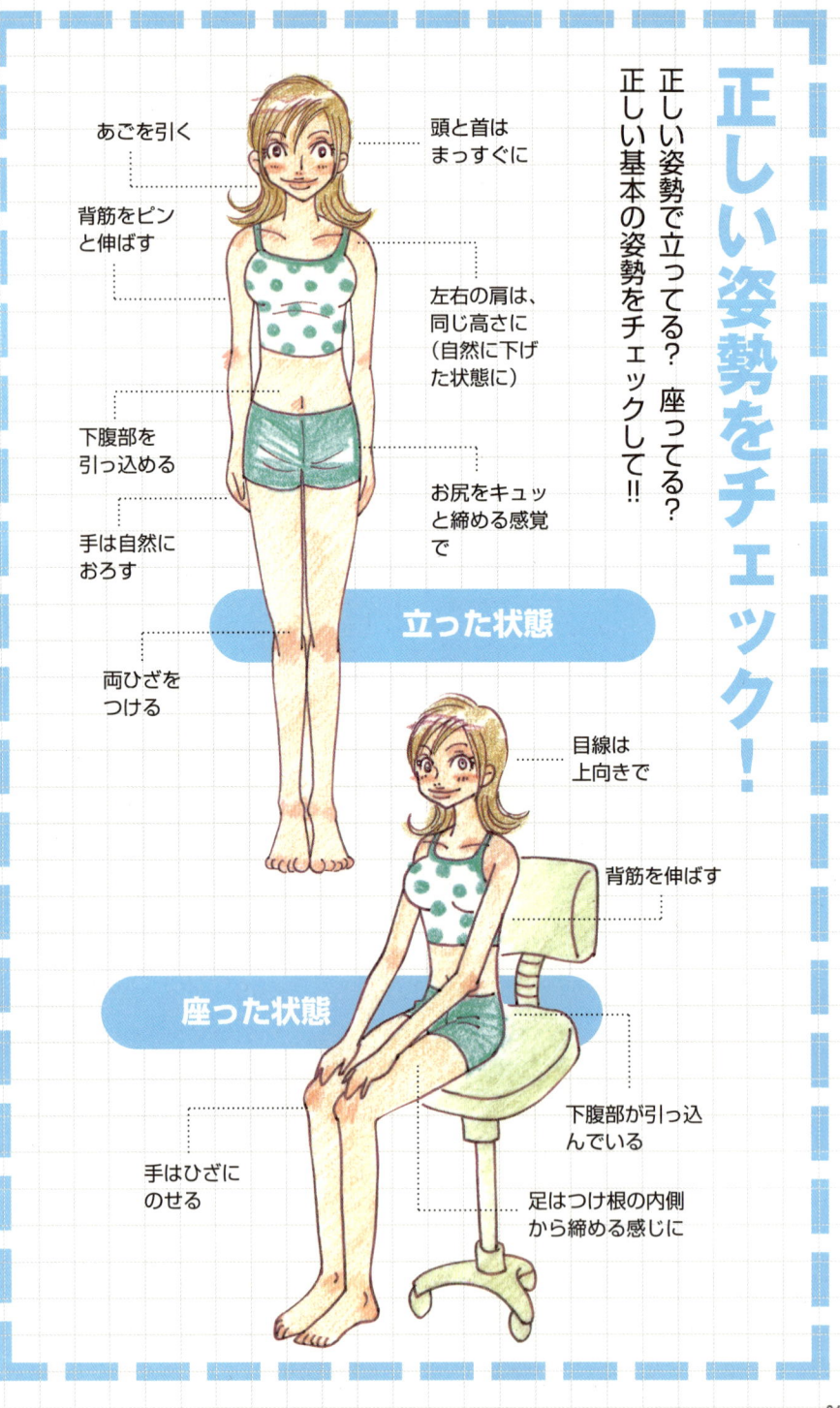

あごを引く
頭と首は
まっすぐに
背筋をピン
と伸ばす
左右の肩は、
同じ高さに
（自然に下げ
た状態に）
下腹部を
引っ込める
お尻をキュッ
と締める感覚
で
手は自然に
おろす
立った状態
両ひざを
つける
目線は
上向きで
背筋を伸ばす
座った状態
下腹部が引っ込
んでいる
手はひざに
のせる
足はつけ根の内側
から締める感じに

STEP 2

ゆがみを直す基本ストレッチ

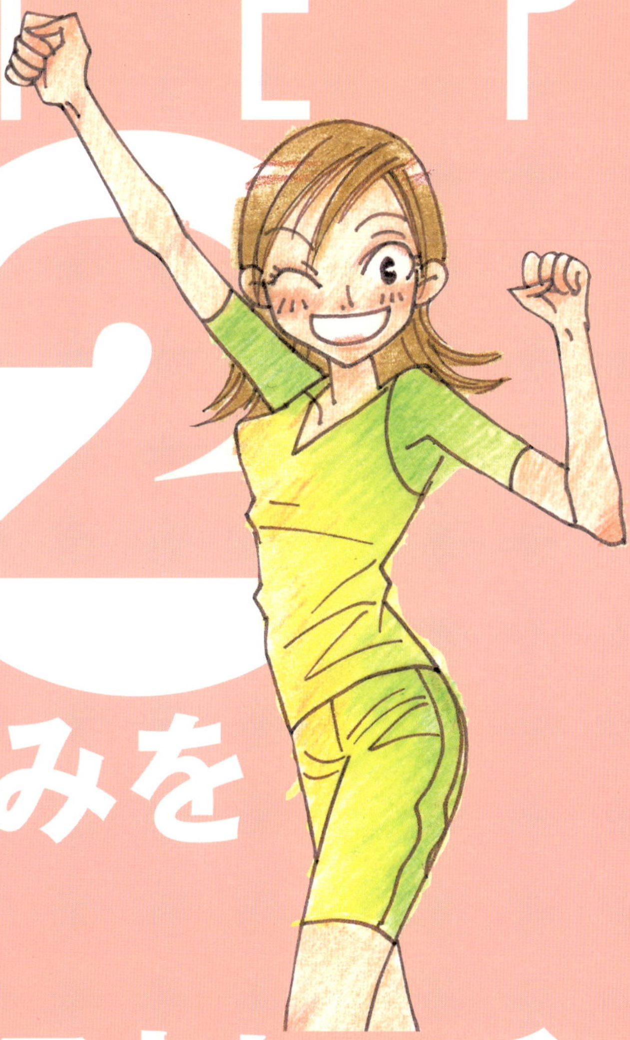

基本のストレッチはは3つ。
全部やってもいいし、もちろんひとつだけでもOK。
はじめは毎日やりましょう。変化が感じられてくるはずです。

なにを準備すればいいの?

バスタオルが
2～3枚あればOK!

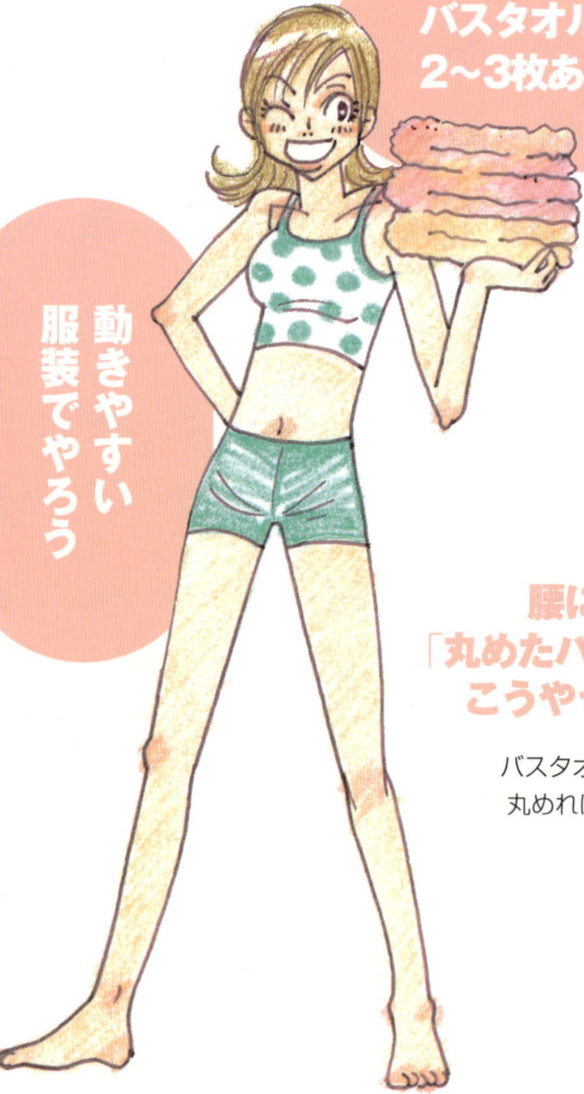

動きやすい
服装でやろう

腰に入れる
「丸めたバスタオル」は、
こうやってつくる!

バスタオルを2枚重ね、
丸めればできあがり!

骨格ストレッチに大切なこと

呼吸

- 息を吸う場面と吐く場面を覚えよう。
- できれば長く吐こう。ただし、深呼吸で反動をつけるのはダメ。
- 深呼吸はゆっくりリラックスして。
- 自分にあったペースで深呼吸を。

リズム

- からだの力が抜けるゆったりしたリズムで。

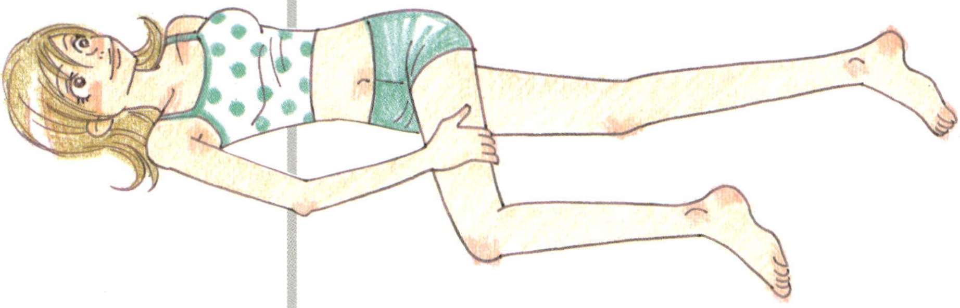

曲げる深さ

- 痛くない範囲で行う。ガマンしないで。
- やりすぎには、注意!!
- 関節は意識して、できるだけのびのびと大きく深く動かす。
- 慣れてきたら、関節を少しずつ深く曲げて。

下半身のゆがみに効果的
基本の骨格ストレッチ 1

1

仰向けになり、腰の下に丸めたバスタオルを入れます。

2

大きく息を**吸い**ながら右ひざを立て、右足を広げます。

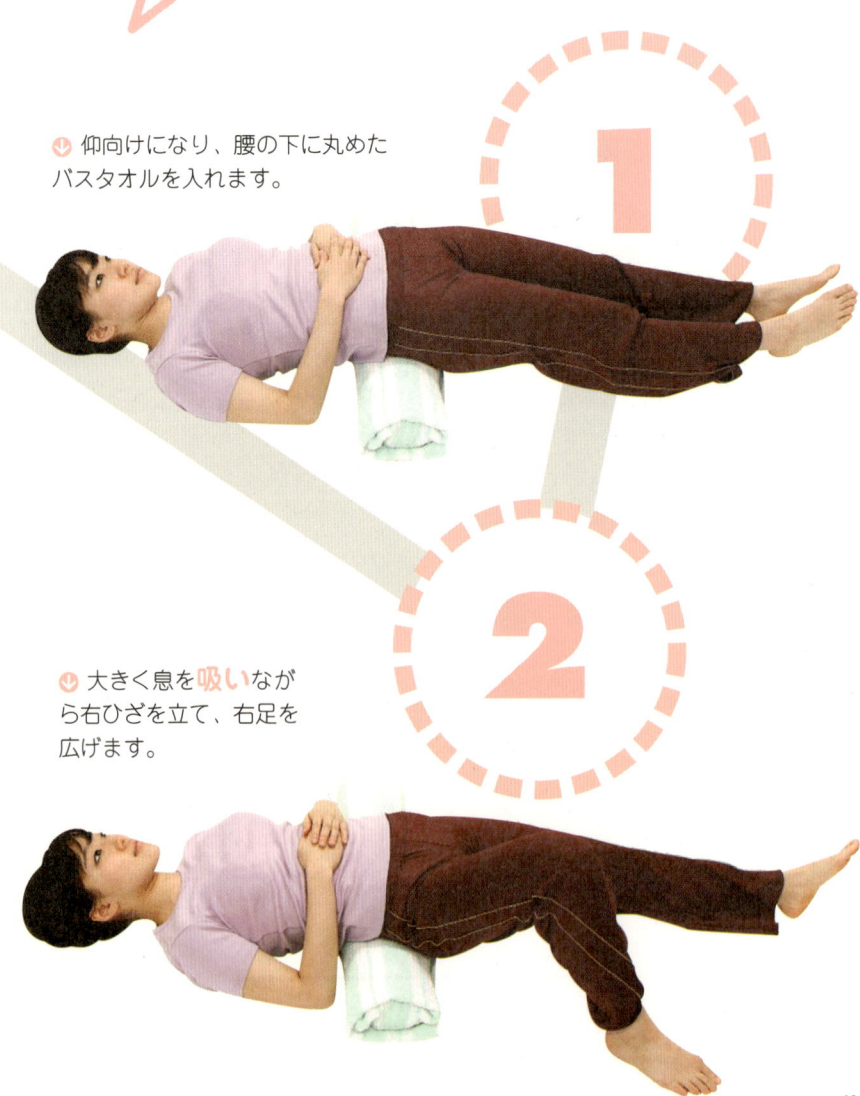

体験しました①

気持ちい〜い！

こんなに気持ちがいいものだと思わなかった！

　からだが気持ちよーく伸ばせて、しかも痛くないんだもの。背中がピッと伸びた感じ。

　深呼吸3回だと何分もかからないでしょ。それでこれだけ気持ちよくて、ゆったりした気分になれるなら、とってもおトクだと思う。ウエストもすっきりした感じになるし。これなら、続けられそうだわ。

3

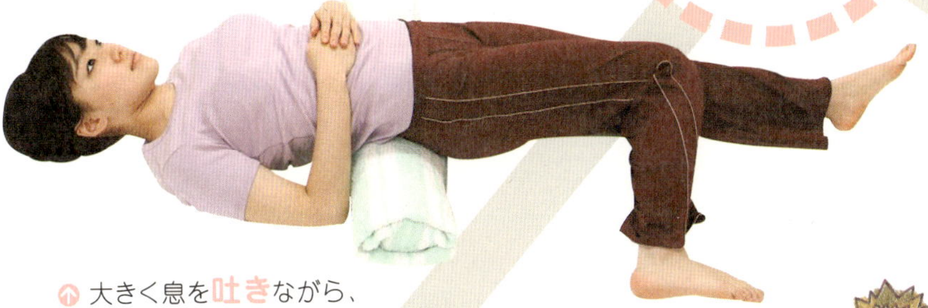

大きく息を**吐き**ながら、右ひざを内側に倒します。

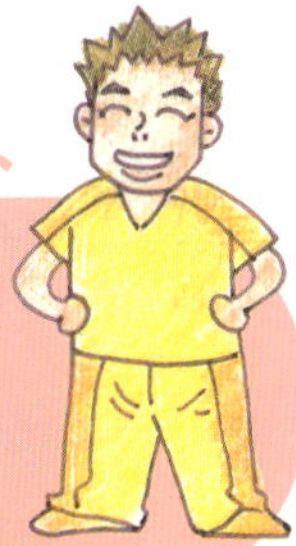

チェックポイント

右ひざ(左ひざ)に左足(右足)をのせたとき、はじめのうちはちょっと痛いかも。痛くないところで止め、深呼吸をしましょう。

4

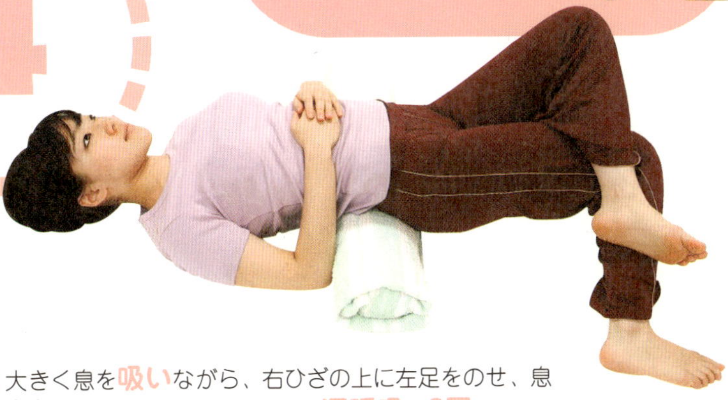

大きく息を**吸い**ながら、右ひざの上に左足をのせ、息を**吐き**ます。この状態でゆっくり**深呼吸**を**3回**繰り返します。足をゆっくり①に戻します。足を左足にかえ、②〜④を行います。

骨盤のゆがみに効果的
基本の骨格ストレッチ 2

1

仰向けになり、腰の下に丸めたバスタオルを入れます。

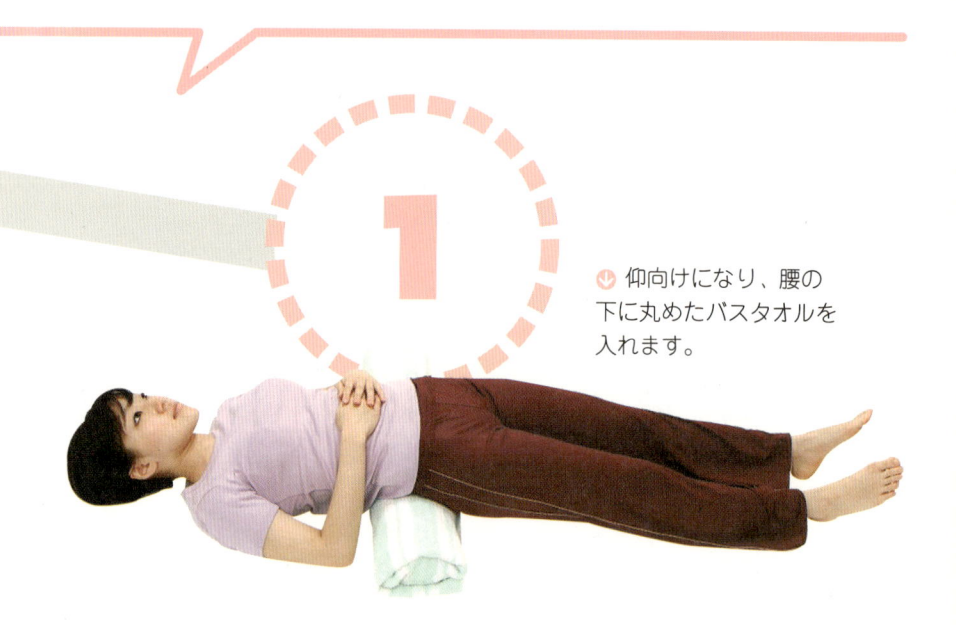

ゆっくり息を**吐き**ながら、右手で左足のひざの外側を持ちます。腰をひねり、左足のひざを床につけるように倒します。この状態で**3回**ゆっくり**深呼吸**をします。足をゆっくり元に戻します。左足を右足にかえ、②〜③を行います。

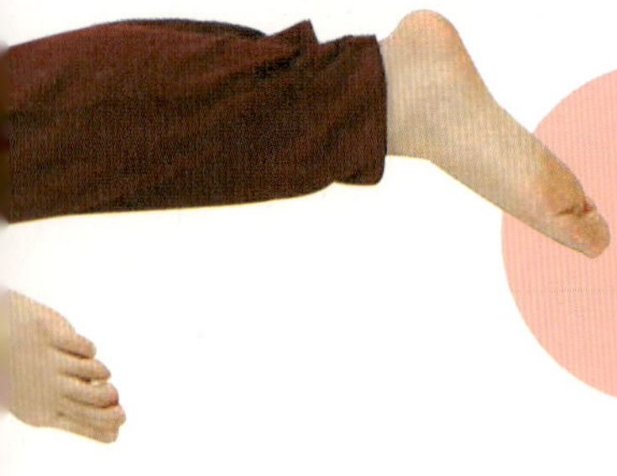

チェックポイント

倒した太ももの左（右）足はからだと90度になるのがベスト。ひざを持つ右(左)手で90度になるよう調節しよう。

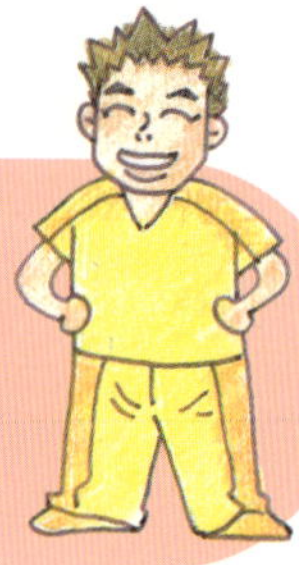

体験しました②

ウエストすっきり?!

足がそんなに倒れるのかなぁとギモンだったのだけど、やってみたら簡単にできて。痛みはまったくないし、腰をギュッとひねるから、ウエストが締まる感じがします。すっきりしました。からだも伸びるし、からだに力を入れないからラクにできるし。

やり終わって立ってみたら、背筋がピッと伸びて姿勢がよくなったよう。身長も少し伸びた感じがしました。

2

大きく息を**吸い**ながら左ひざを曲げ、右手で左ひざの外側をつかみます。

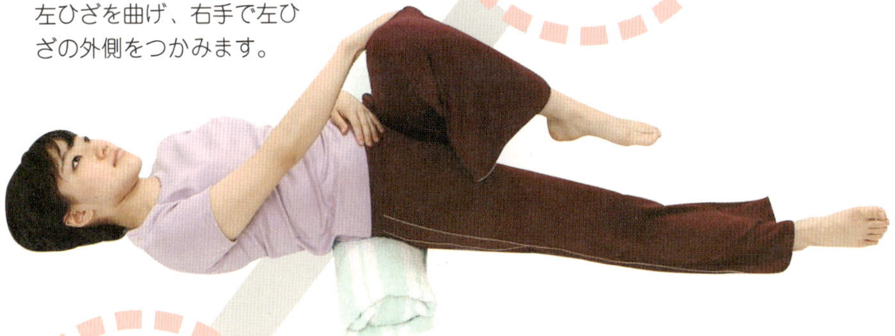

3

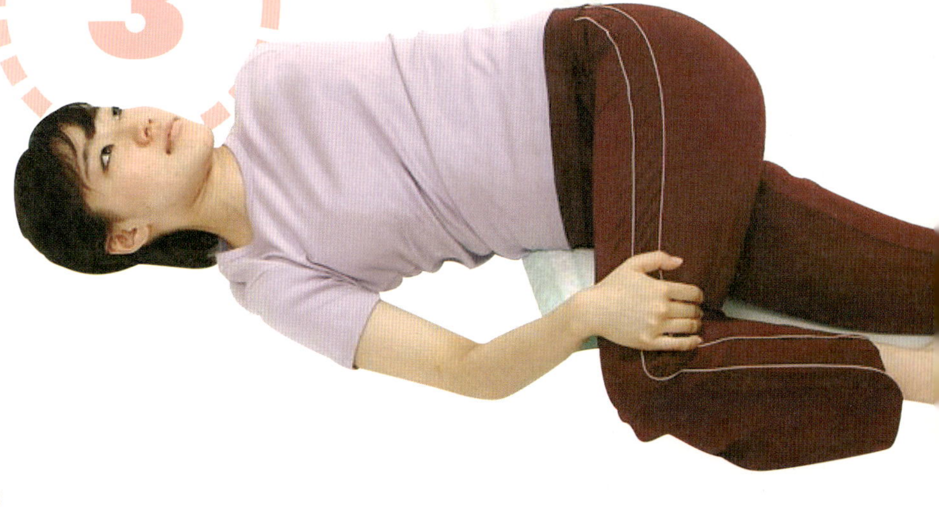

上半身のゆがみに効果的
基本の骨格ストレッチ3

1

頭の下にまくら(巻いたバスタオルでも可)を入れ、左横向きに寝ます。

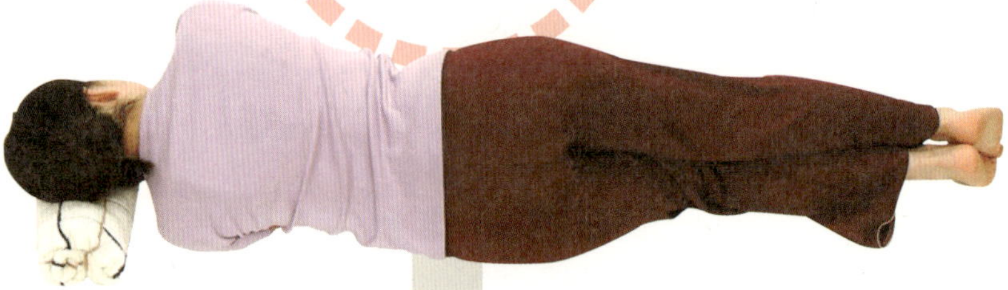

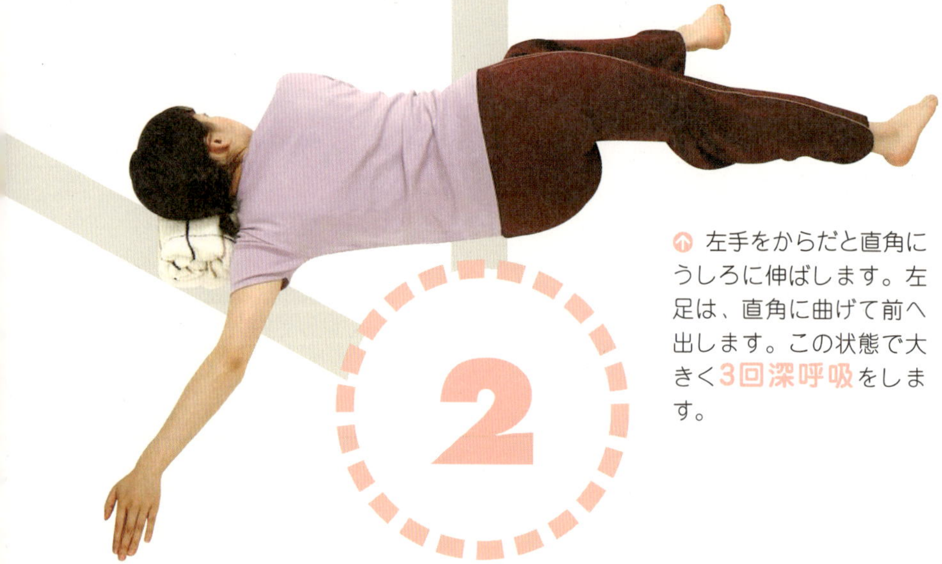

左手をからだと直角にうしろに伸ばします。左足は、直角に曲げて前へ出します。この状態で大きく**3回深呼吸**をします。

2

体験しました③

全身すっきり?!

ほかの2つのストレッチと違って、手のストレッチも入っていますよね。手はふだんの生活でさまざま使っているから、ストレッチしても効果はないのでは…と半信半疑でした。

でも実際やってみたら、手をうしろに伸ばしたり、つかんだりして思った以上にからだのさまざまな部分を伸ばしていて、全身すっきりしました。姿勢が前かがみになっていて気になっていたんですけど、おかげで姿勢もよくなりました。

3

息を**吐き**ながら、左手を手のひらが上に向くようにまっすぐ上げます。この状態で**3回**大きく**深呼吸**をします。次に向きを右にかえ、片方の手・足でも行います。

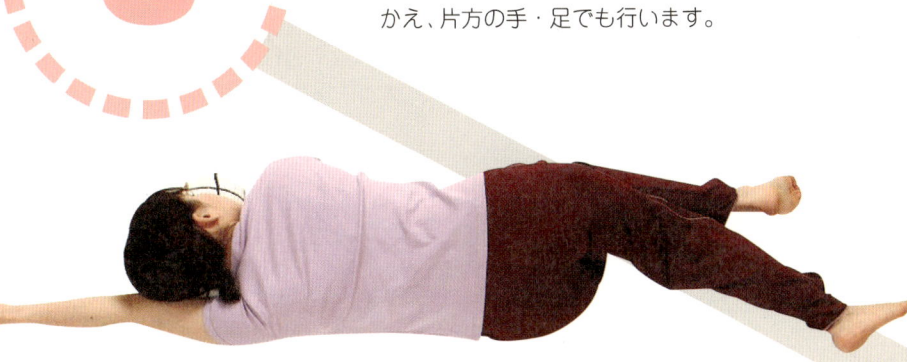

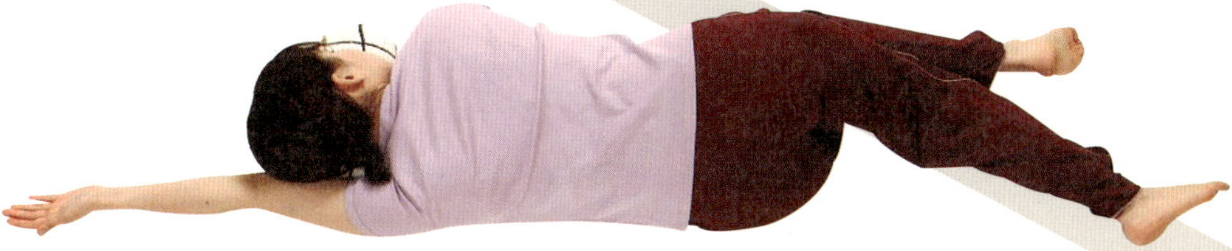

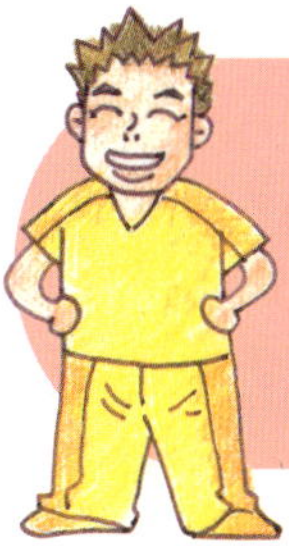

全身の力はできるだけ抜きます。手もできるだけ伸ばすようにすると、上半身が伸び、上半身全体のゆがみが解消されます。

チェックポイント

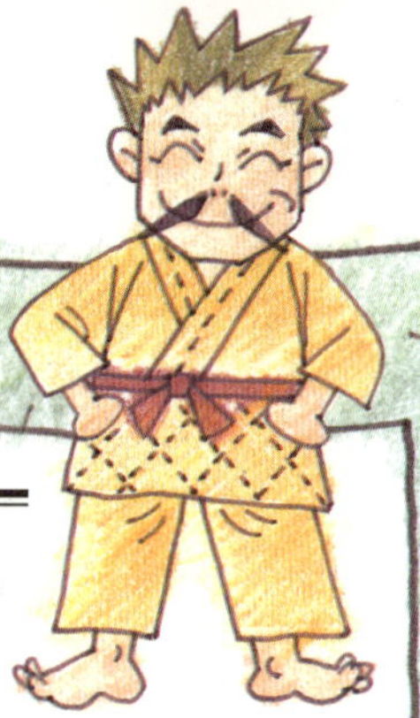

骨格ストレッチの掟

其の壱　ストレッチは、時間があればいつやってもよろしい。

其の弐　ストレッチは徐々に深さを増すべし。

其の参　ストレッチは、無理せず、リラックスして行うべし。

其の四　女性のほうが圧倒的に骨格がゆがみやすいと心得よ。

其の伍　骨格がゆがんだりサビつくと、腰痛や便秘、肩こりの症状がでやすくなると心得よ。

其の六

毎日ストレッチをし日々の生活を改善すべし。

注

壱 時間があれば、朝・昼・夜いつ行ってもOK。

お風呂の後など、からだが柔かくなっているときに行うとより効果的です。

弐 ストレッチをしていくと、関節のサビつきが改善され、柔軟性も増していきます。無理せず徐々に深さを増していくよう心がけましょう。はじめは筋肉痛に似た症状が出ることがありますが心配はいりません。

参 骨格ストレッチはリラックスして行うと効果倍増です。

四 女性は筋肉の量と女性ホルモンの働きによりゆがみやすく、とくに出産経験のある女性のほとんどは、骨盤に異常を抱えていることが多いようです。

伍 人体の土台である骨格がゆがんだりサビついたりすると、腰痛、ひざの痛み、肩こり、猫背、O脚、ひざの変形などからだに変調をきたし、体型や体質までかえてしまうことに。

また、骨盤内にある胃腸の働きも弱くなったり、便秘、生理不順、基礎代謝の低下、低体温など、あらゆる症状を引き起こす原因にも。

とくに女性は、骨盤の内部に子宮や卵巣といった大事な臓器がおさまっているため、骨盤がゆがんでしまうと、ホルモンのバランスが崩れ、生理痛や生理不順、下痢、便秘、肌荒れ、冷え性、更年期障害などの引き金になる可能性もあります。

六 「足を組んで座る」「横座り」「片方の足に体重をかけて立つ」「長時間座る・立つ」「ヒールの高い靴をよく履く」「重い荷物を持つ機会が多い」「同じ側の手（肩）で荷物を持つ」など骨格がゆがむ原因はたくさん。

さらに生活の中でイライラや不安など、精神的なストレスでも、骨格のゆがみを誘発することに。

人間のからだは、すべてのパーツが互いに協力し合いバランスをとることによって保たれています。悪い姿勢を繰り返していると、一定の個所にストレスが集中し、そこを中心に関節がかたくなったり骨格がゆがみ始め、痛みを伴うことも。

そうなると痛みや苦しさをかばうために、さらに無理な姿勢をとるようになり、よりからだがゆがむという悪循環に。

骨格はいきなりゆがむのではなく、からだ全体のバランスが悪くなることから始まります。だから、からだ全体のバランスを整えるストレッチを行うことも必要です。

●私も骨格ストレッチやっています●

1

からだが硬くてもラクラクできました。

先輩から骨格ストレッチのセミナーに誘われました。昔からからだがとても硬い私。

ストレッチは痛いし、あまり気が進みませんでした。

ところがこの骨格ストレッチは、ほかのストレッチとは全く違いました。先生の声に合わせてゆっくりと関節を曲げていくもので、少しずつ関節の動きがスムーズになっていくのが実感できます。

何より、痛みや筋のつっぱりがまったくなくいことに驚きました。繰り返すうちにどんどんからだの力が抜け、自分で思っていた以上に関節が深く曲がっていきます。からだの硬い私はどこへ？　という状態でした。

ひとつのストレッチはたったの数分間でしたが、とても気持ちよく、からだ全体とくに腰から下のだるさがとれ足が軽くなりました。このストレッチなら、自宅でひとりでも続けられます。

2

夫婦でハマっています。とても気持ちいい!

娘に勧められてこの「骨格ストレッチ」を始めました。

最近、からだの節々が痛くなり始め、なにかしなくてはと思いつつ、痛いのはいやだし、と思っていたところでした。勧められるままやってみると、全然痛くないんです。からだ中が伸びて気持ちいいんです。

実は腰痛がひどかったのですが、腰痛のストレッチをしたら、その痛みがどこかへ吹き飛んでしまいました。姿勢もよくなった感じがして。それからというもの、毎朝やっています。朝やると、心も気持ちも軽やかになって1日が楽しく送れるんです。

それをみていた夫もやり始めました。仕事で疲れて帰ってきてからやっているようです。「腰が痛くなくなった」とか「姿勢がよくなった」とか「ズボンがゆるゆるになった」と言っています。よほど気持ちがいいらしく、やりながら寝ていたりしますよ。

STEP 3

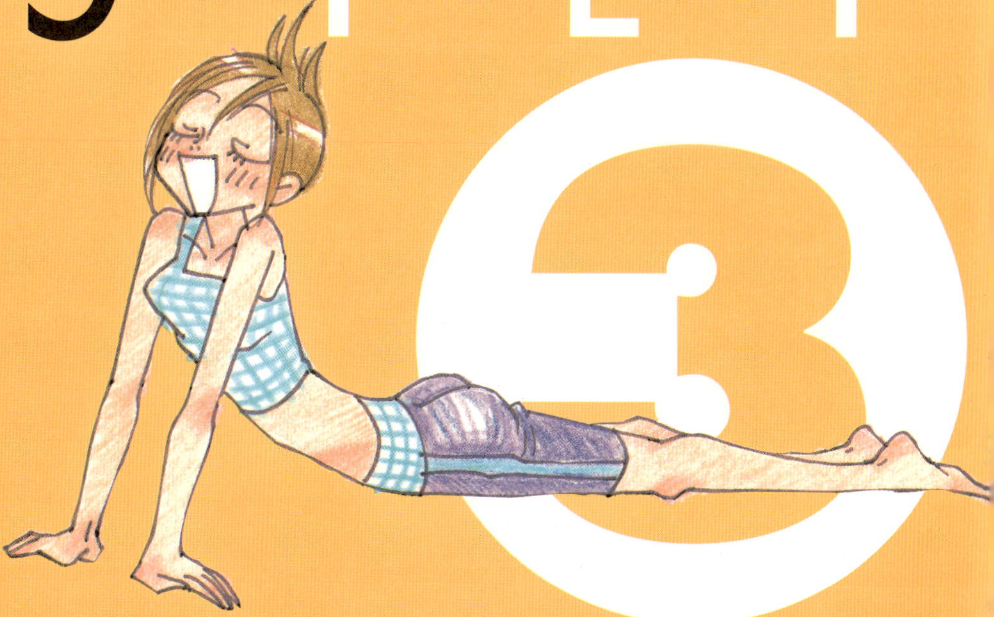

からだの悩み別ストレッチ

すっきりボディをめざそう!

気になる症状・悩みがあれば、骨格ストレッチで解消できます。
症状はもちろん、ウエストがキュッと締まったり
姿勢がよくなるというおまけがつくかも。

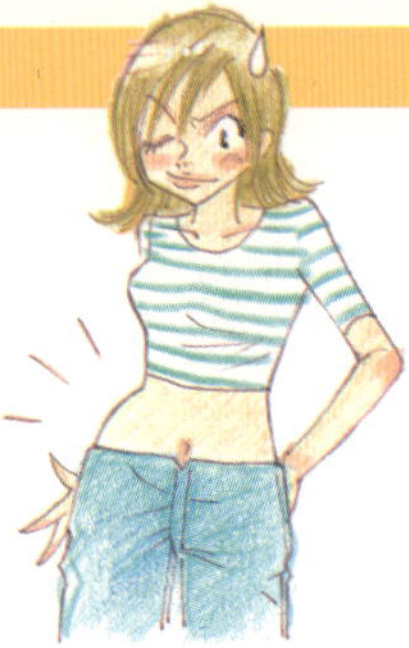

おなかがぽっこりでている

骨盤を締めることで、ウエストや下腹部がすっきり。
関節の柔軟性が高まって血行がよくなり、代謝もアップ！

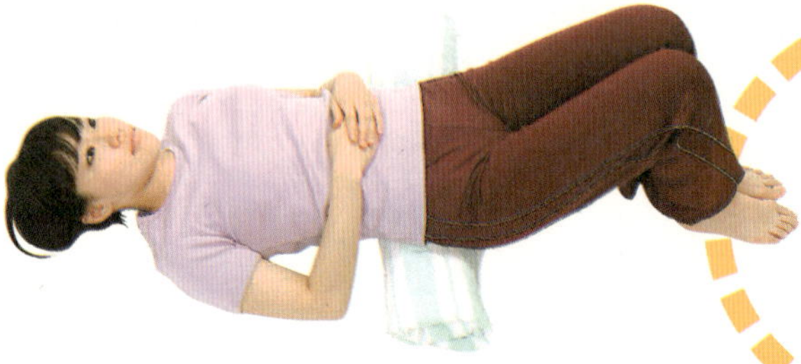

1

仰向けになり、丸めたバスタオルを腰に入れます。
息を大きく**吸い**ながら、両ひざを直角に曲げます。

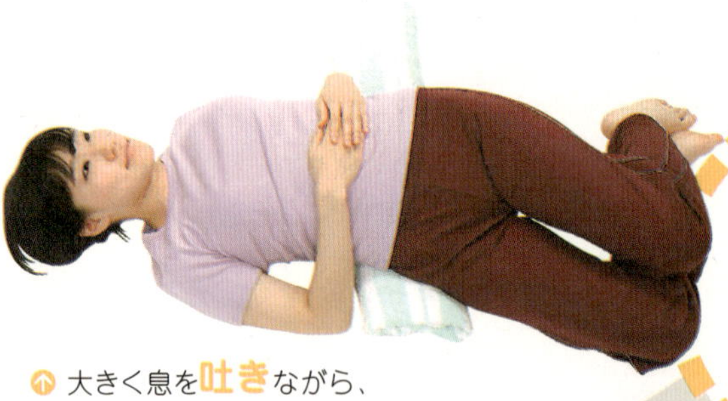

2

大きく息を**吐き**ながら、
両ひざを右に倒します。

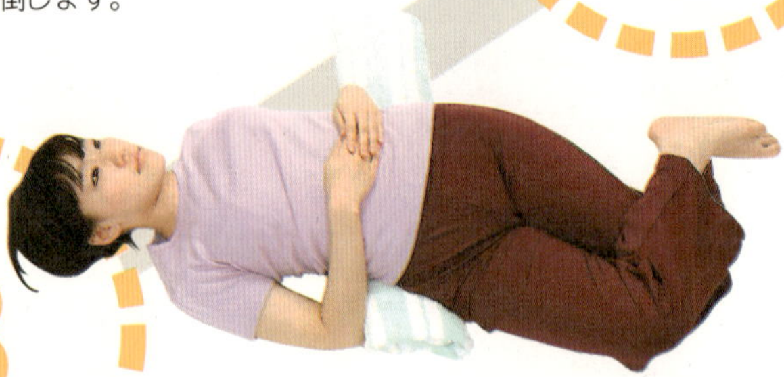

3

大きく息を**吸い**ながら、右足を左足にのせます。
この状態で、**3回**大きく**深呼吸**をします。
状態をゆっくり①に戻し、逆側、逆の足でも行います。

4

状態をゆっくり元に戻し、上半身を起こします。腰のタオルをはずし、手をうしろにつき、両ひざを曲げて座ります。

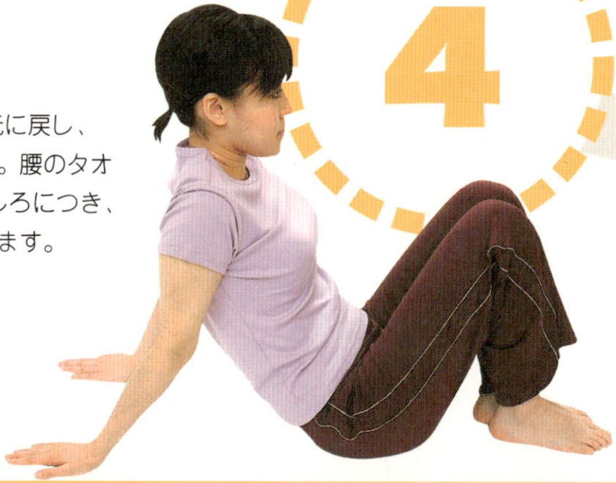

5

大きく息を吸いながら、左足を右足の上でクロスさせます。

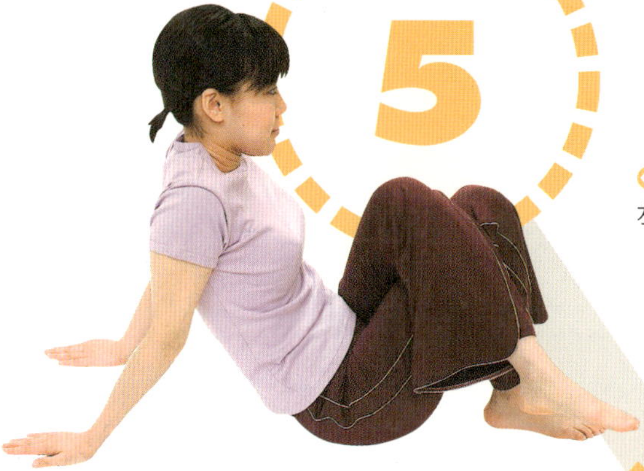

6

大きく息を吐きながら、両足を右に倒します。この状態で、3回大きく深呼吸します。

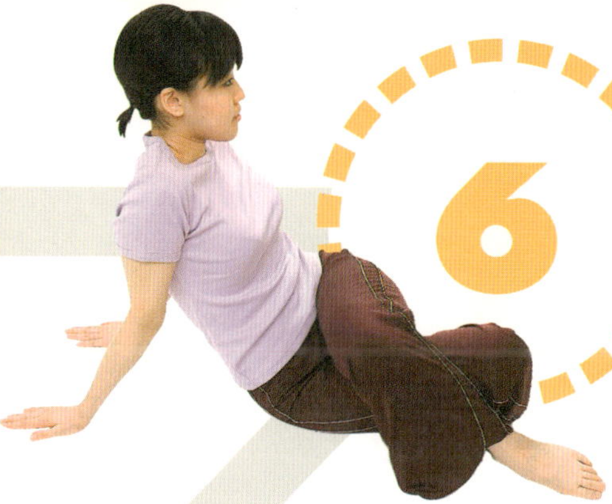

7

状態を④に戻し、⑤～⑥を先ほどと逆側、逆の足で行います。

ヒップがたれてきた

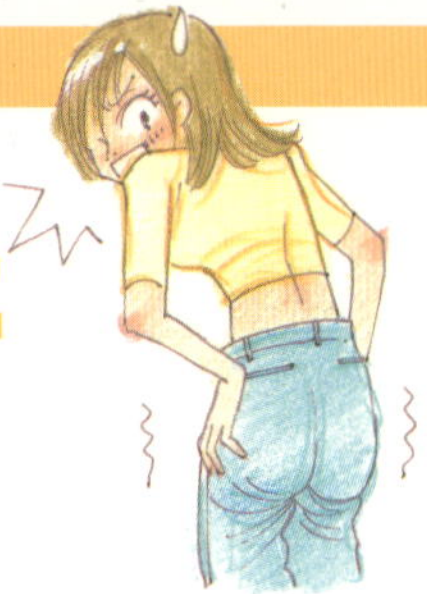

ヒップの形のベースになる骨盤の位置をアップ。
小尻に効果的なストレッチで理想のヒップラインゲット！

1

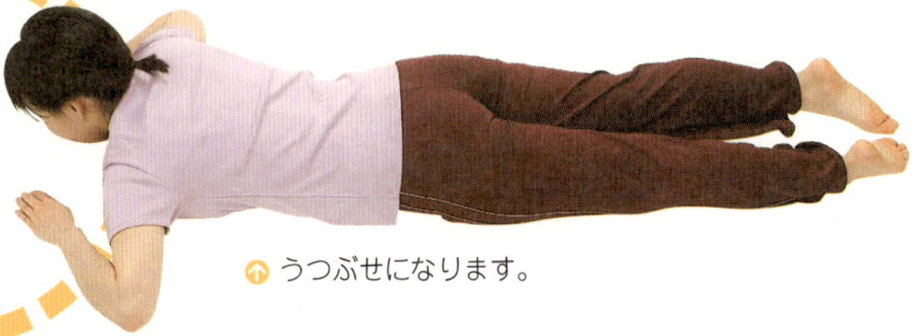

うつぶせになります。

2

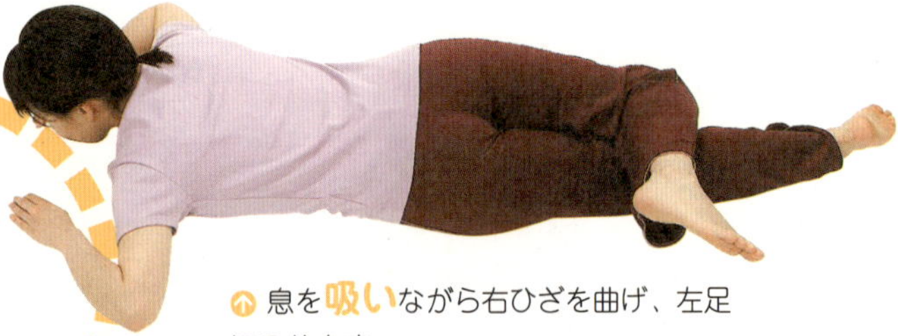

息を**吸い**ながら右ひざを曲げ、左足にのせます。

3

息を**吐き**ながら、右足の裏を床につけます。
この状態で**3回**大きく**深呼吸**をします。
そのあと、足をかえて②〜③を行います。

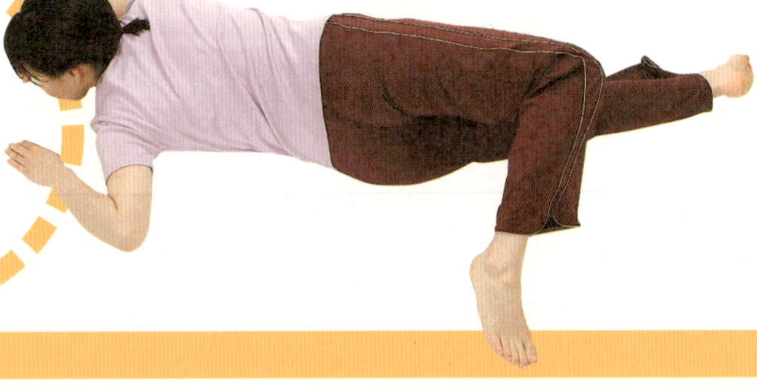

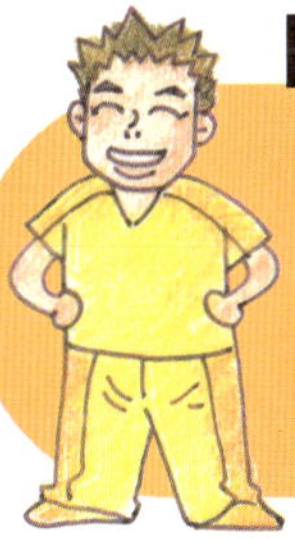

ワンポイント

うしろ足はできるだけうしろに伸ばすよう心がけよう。できないときは前足をぐっとふみこんで腰を反らせるようにしよう。

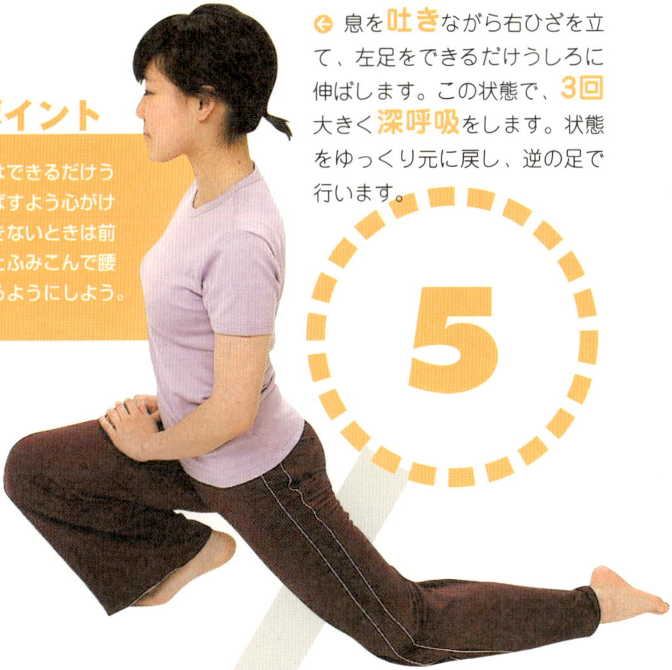

5

息を**吐き**ながら右ひざを立て、左足をできるだけうしろに伸ばします。この状態で、**3回**大きく**深呼吸**をします。状態をゆっくり元に戻し、逆の足で行います。

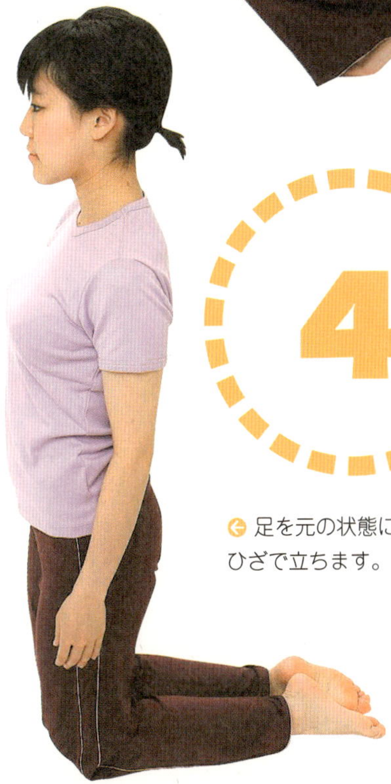

4

足を元の状態に戻し、息を**吸い**ながら両ひざで立ちます。

足が太い

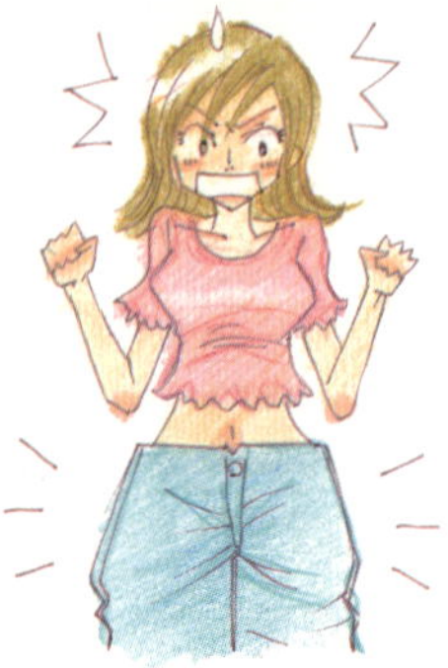

足の内側の筋肉を働きやすくし、骨格の状態を矯正することで、理想的な足に近づき、また代謝もアップ！

1

仰向けになります。
大きく息を**吸い**ながら右ひざを立て、
少し横に開きます。

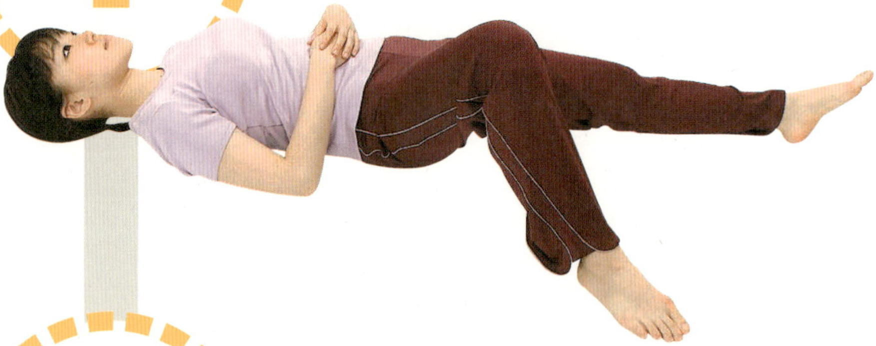

2

大きく息を**吐き**ながら、右ひざを内側に倒します。
右手で右足首をつかみ、足首を太ももに向かって軽くひきよせます。この状態で、**3回**大きく**深呼吸**をします。
足を左にかえて、同じように行います。

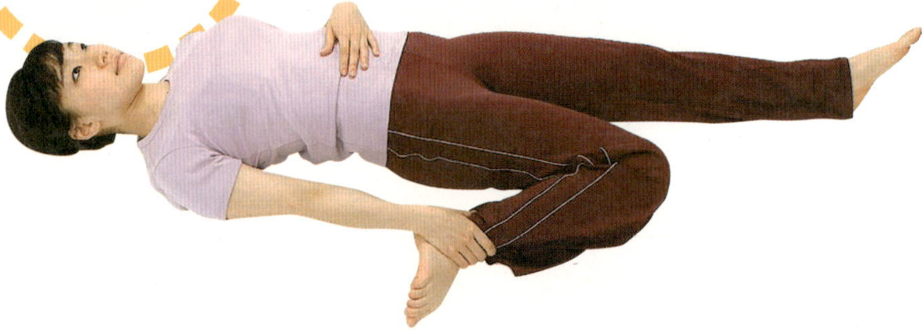

4

息を吐きながら両手で両足首を軽くつかんで仰向けになり、3回大きく深呼吸をします。

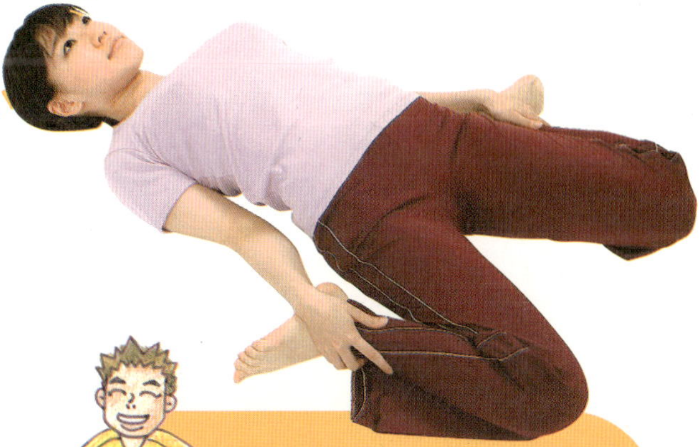

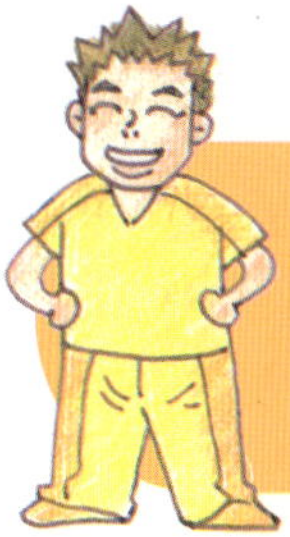

ワンポイント

できれば、足は閉じて行おう。できない場合は開いていてもOK。②から両足を曲げ、④の状態に移動してもいいよ。

3

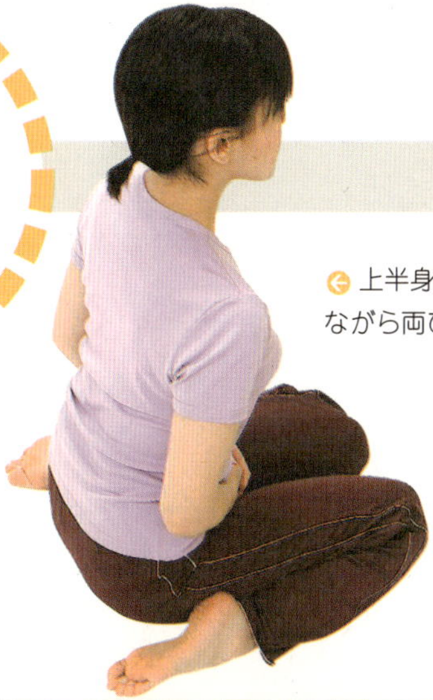

上半身を起こし、息を吸いながら両ひざを外側に曲げます。

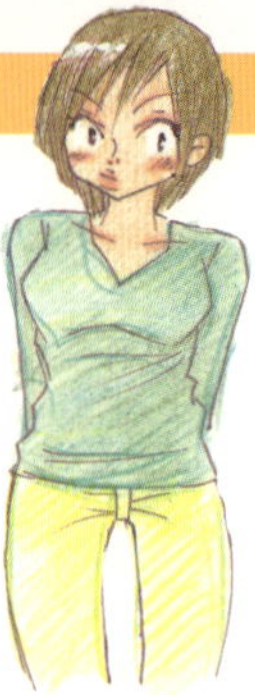

O脚

骨盤を閉じ、股関節やひざを内側に
矯正することでO脚改善に！
また姿勢も美しく変身。

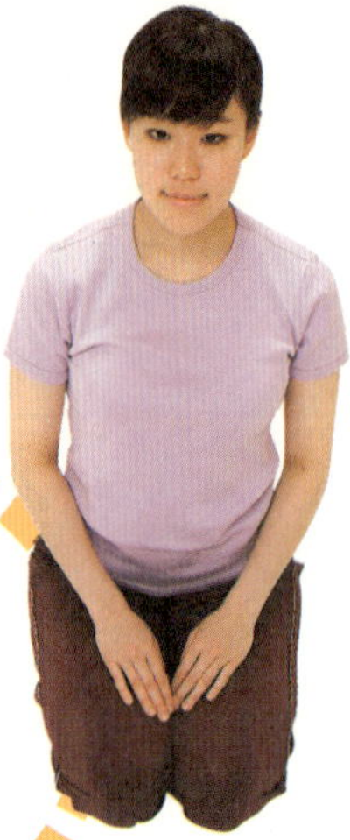

1

正座をします。

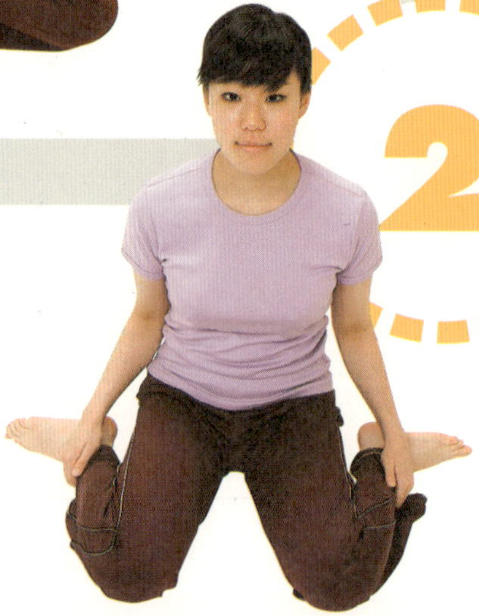

2

両手で両足首を軽く持ち、大きく息を**吸い**ながら、お尻を床につけて、足をMの字にします。

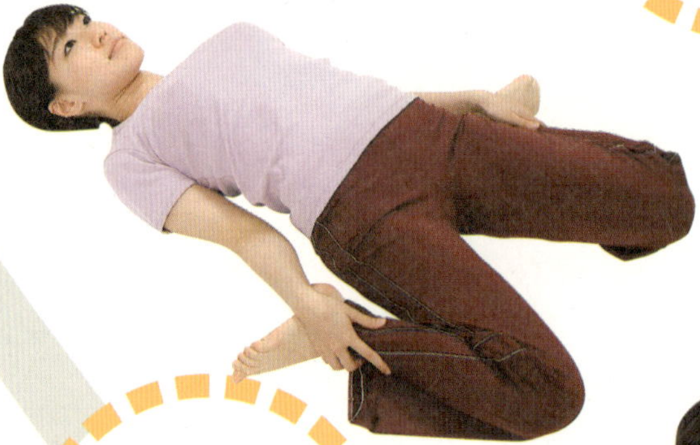

3

大きく息を**吐き**ながら、仰向けになります。その姿勢のまま、**3回**大きく**深呼吸**をします。このとき、できれば両ひざはつけるようにします。

4

仰向けのまま、丸めたバスタオルを腰に入れます。
大きく息を**吸い**ながら、両ひざを立てます。

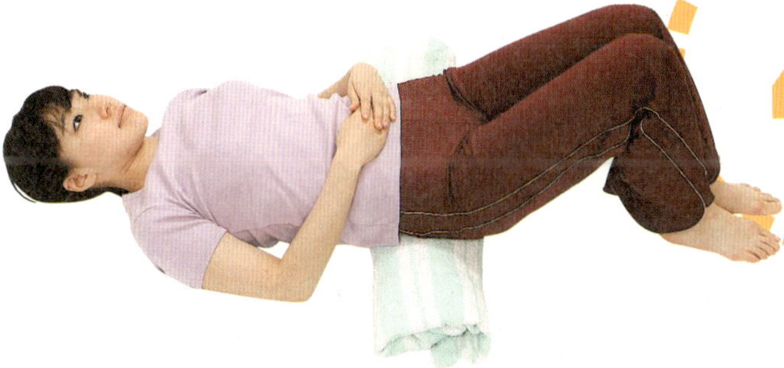

5

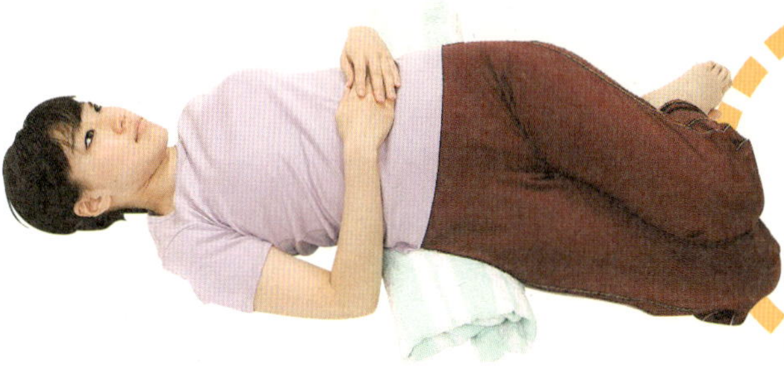

大きく息を**吐き**ながら、両ひざを右側に倒します。

6

大きく息を**吸い**ながら、右足を左足にのせます。
この状態で、**3回**大きく**深呼吸**をします。
足をゆっくり④に戻し、⑤～⑥を逆側、逆の足で行います。

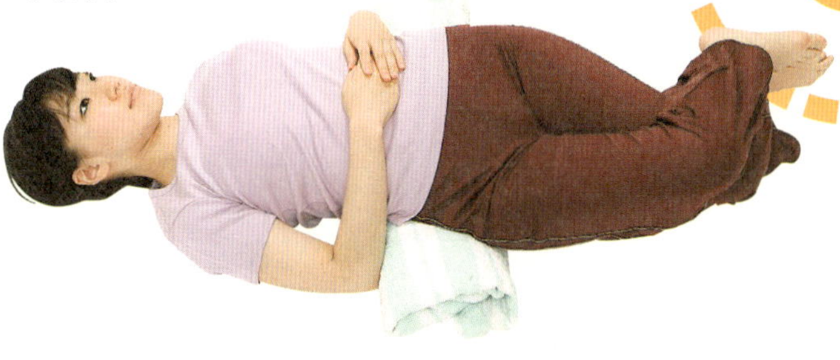

ひざが痛い

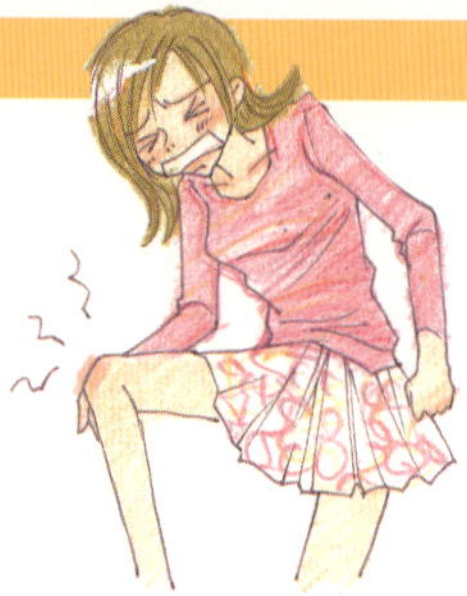

ひざの関節とひざに関係のある骨盤、腰や股関節の動きを広げるストレッチで、ひざの負担を軽く！

1

仰向けになり、腰の下に巻いたバスタオルをおきます。左ひざを曲げます。

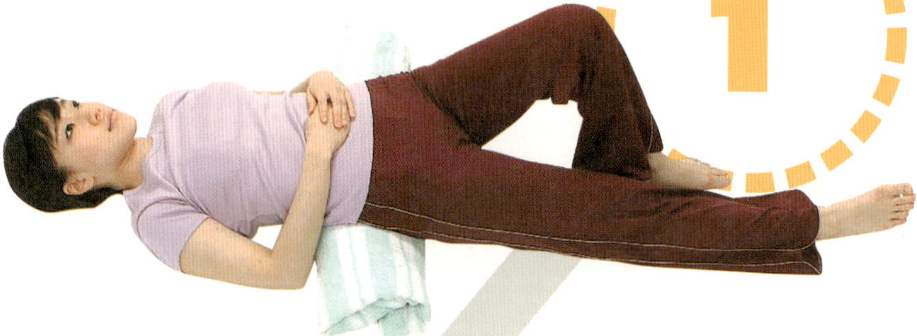

2

大きく息を**吸い**ながら、左足をそのまま上げ、両手で左ひざのうしろを抱え込むようにします。

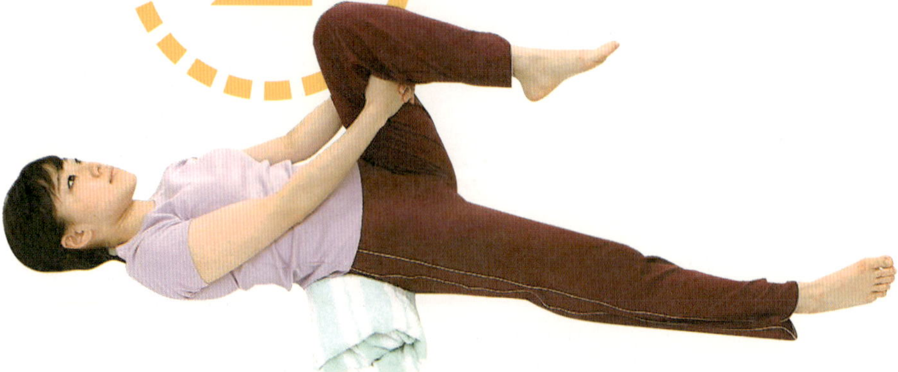

4

左足をゆっくり戻します。右ひざを曲げ、②〜③を右足でも行います。

3

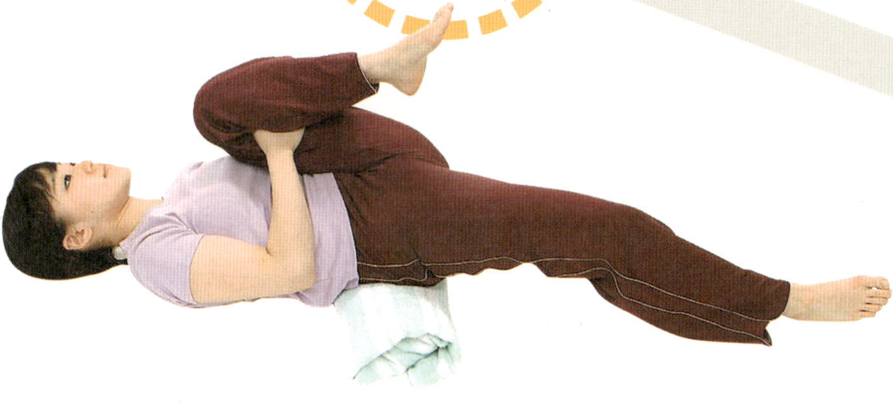

大きく息を**吐き**ながら、そのまま左足を胸のあたりまで持っていきます。
この状態のまま、**3回**大きく**深呼吸**をします。

足がむくみやすい

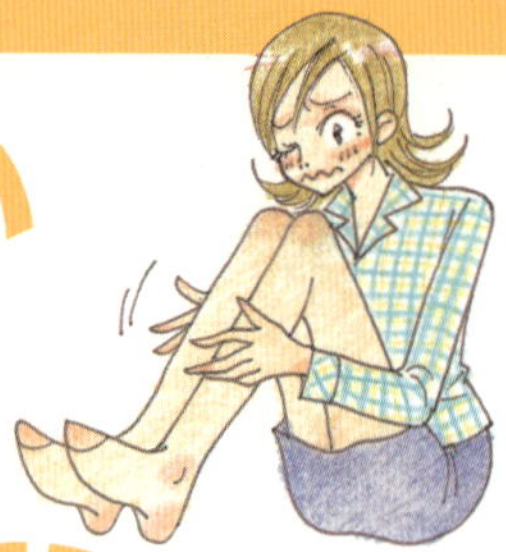

腰や骨盤、足の各関節を中心にサビつきをほぐし、
動きの範囲を広げることでむくみを解消!!

1

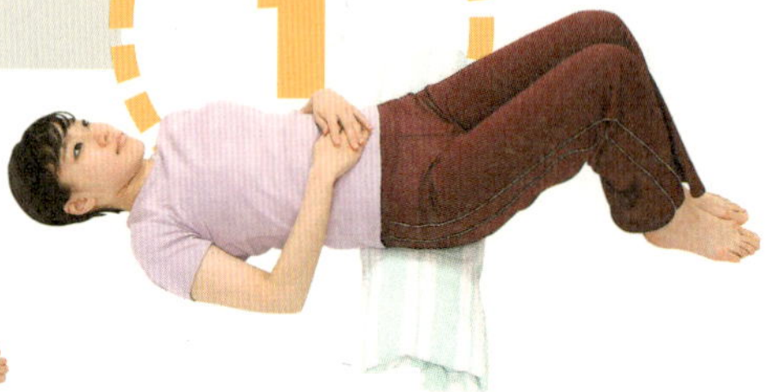

仰向けになり、丸めたバスタオルを腰の下に入れます。ゆっくり息を**吸い**ながら両ひざを直角に曲げます。

2

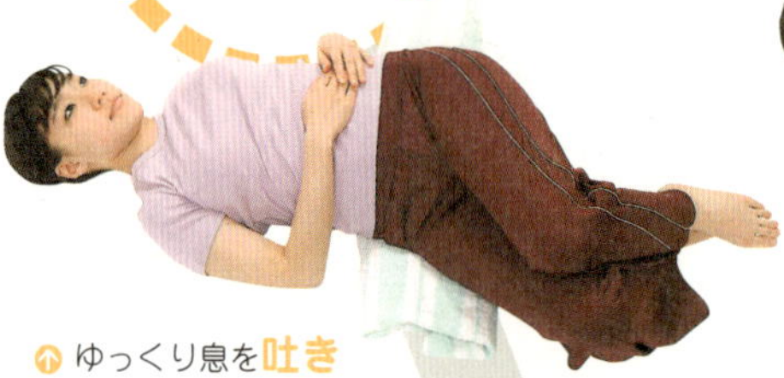

ゆっくり息を**吐き**ながら、両ひざを右側に倒します。

3

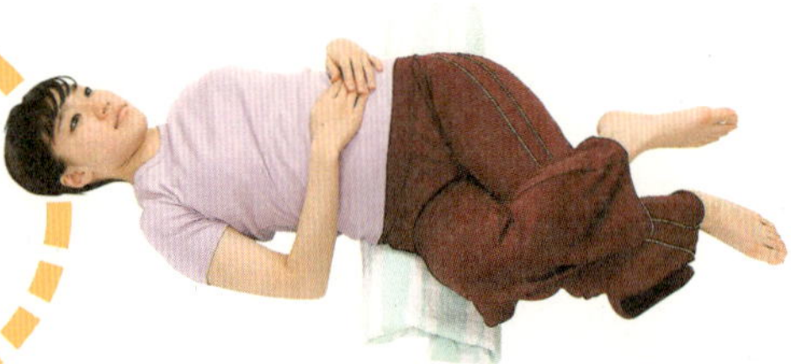

ゆっくり息を**吸い**ながら、右足を左足の上にのせ、息を**吐き**ます。この状態で**3回**大きく**深呼吸**をします。姿勢を元に戻し、左側でも同様に行います。

4

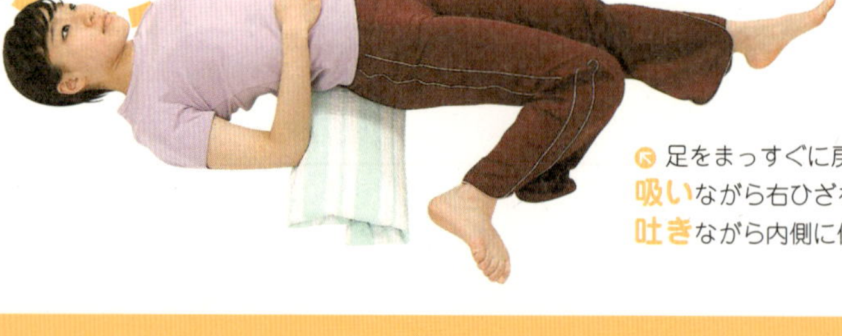

足をまっすぐに戻します。大きく息を**吸い**ながら右ひざを立て、ゆっくり息を**吐き**ながら内側に倒します。

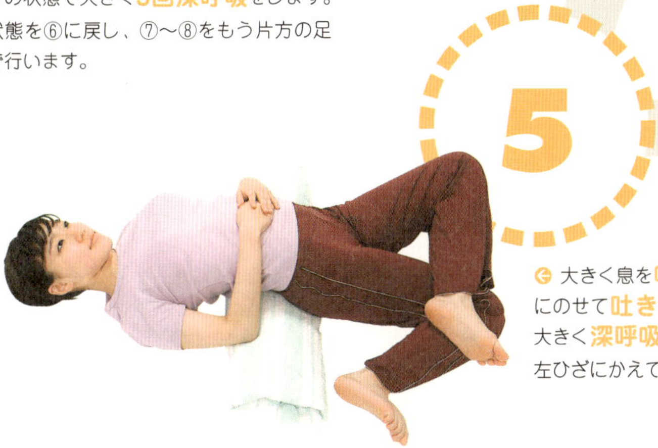

大きく息を**吸い**ながら、左足を上にのせて**吐き**ます。この状態で**3回**大きく**深呼吸**をします。姿勢を戻し、左ひざにかえて、④～⑤を行います。

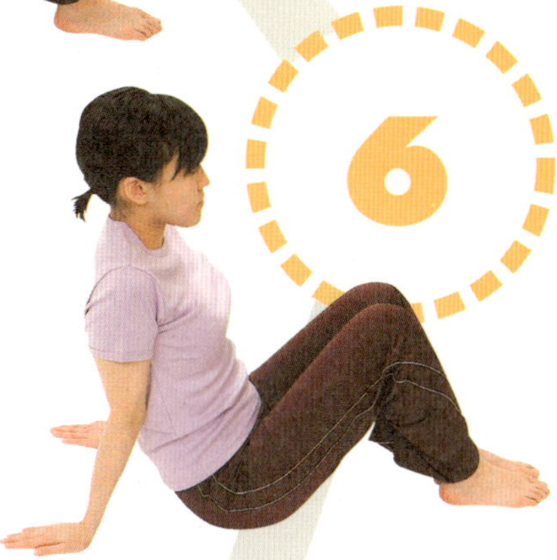

状態を起こし、両ひざを曲げます。手はお尻のうしろに、指を外側にしてつきます。

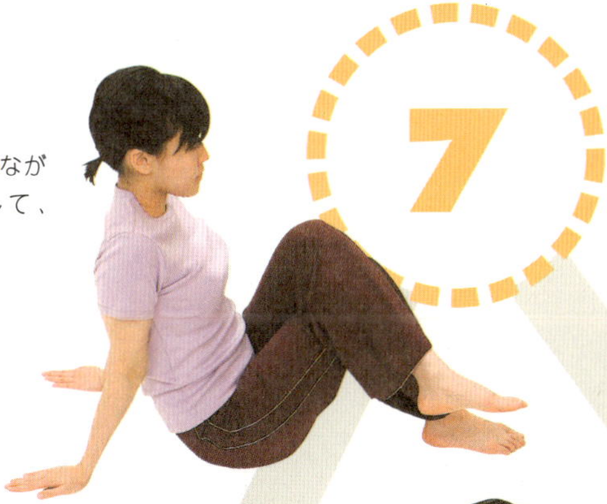

大きく息を**吸い**ながら、左足を上にして、クロスさせます。

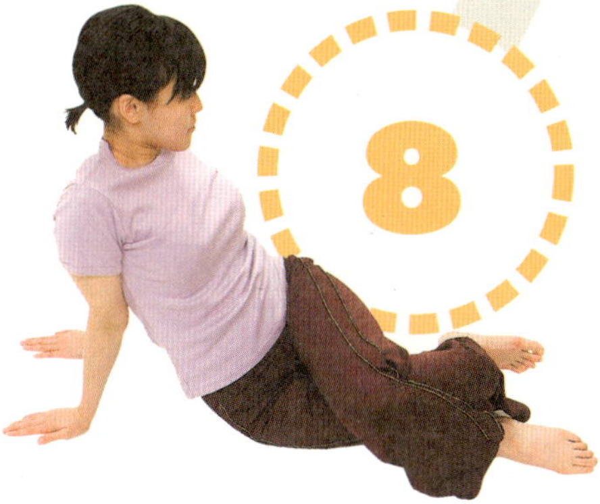

息を**吐き**ながらそのまま右側に倒し、その状態で大きく**3回深呼吸**をします。状態を⑥に戻し、⑦～⑧をもう片方の足で行います。

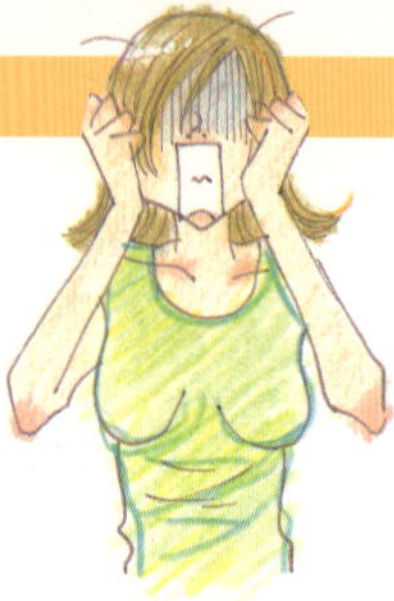

胸がたれてきた

前かがみの姿勢だと胸がたれやすく。背中を伸ばすことで
胸のベースになる肋骨が矯正されて、ハリのあるバストに！

1

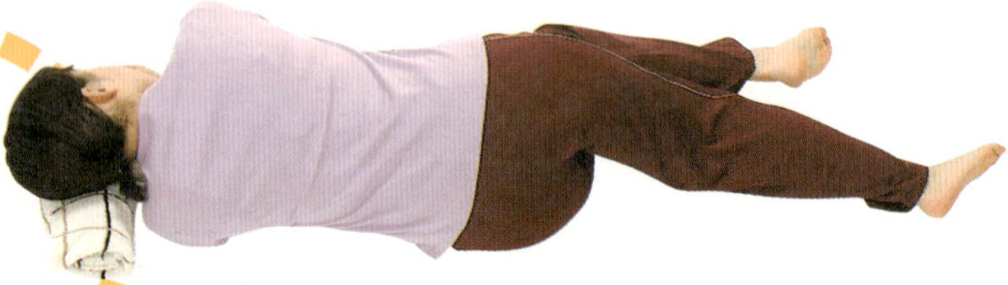

↑ 頭の下に枕になるように丸めたタオルを入れ、左向きに寝ます。息を**吸い**ながら右足はまっすぐ伸ばし、左足は前に出して直角に曲げます。

2

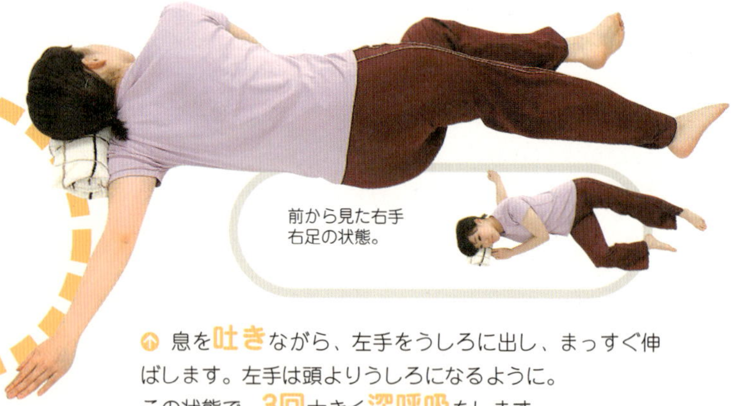

前から見た右手
右足の状態。

↑ 息を**吐き**ながら、左手をうしろに出し、まっすぐ伸ばします。左手は頭よりうしろになるように。
この状態で、**3回**大きく**深呼吸**をします。

3

↓ 左手を手のひらが上に向くようにまっすぐ上げます。この状態で、**3回**大きく**深呼吸**をします。次に向きを右にかえ、もう片方の手・足でも行います。

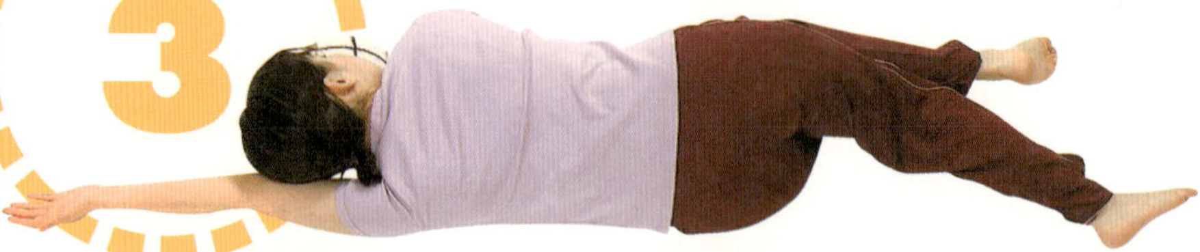

6

息を大きく**吐き**ながら、両手のひらが上を向くように、まっすぐ上げます。
この状態で、**3回**大きく**深呼吸**をします。

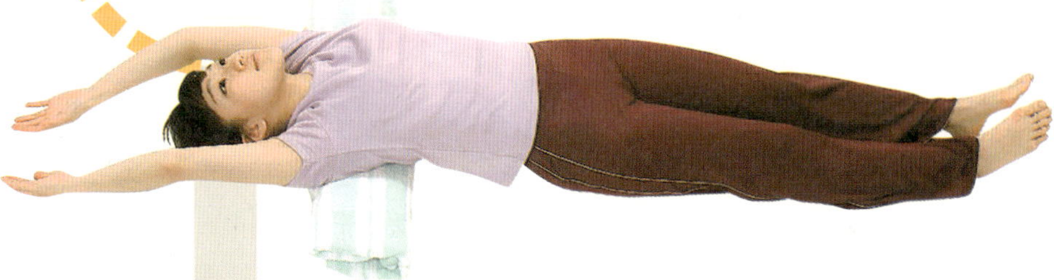

5

肩甲骨の下に巻いたバスタオルを入れ息を**吸い**ます。

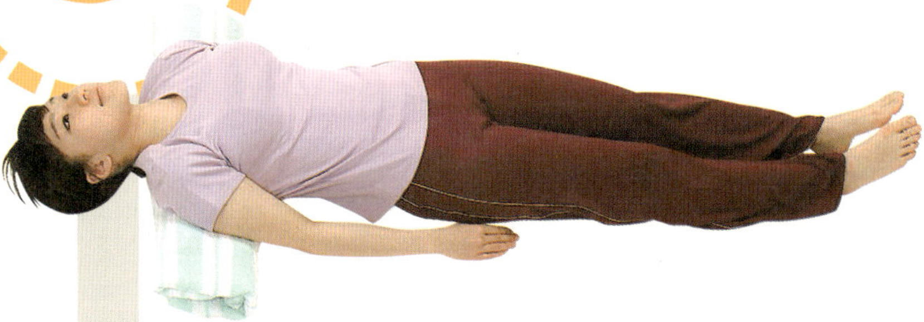

4

状態をゆっくり元に戻し、
仰向けになります。

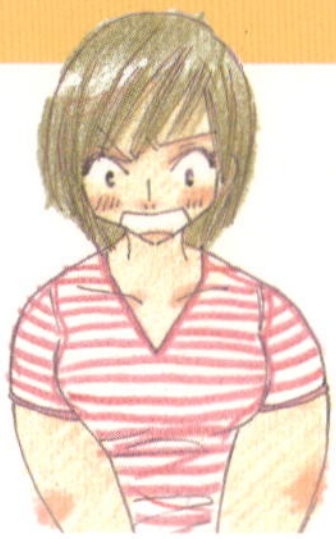

二の腕が太い

肩の関節の柔軟性を増やし、骨格の状態を正常に近づけて、二の腕の筋肉の代謝効率がアップ！

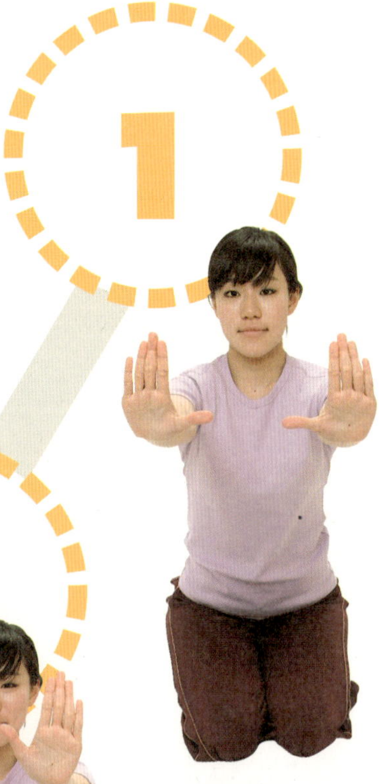

正座をして、両手を前にだします。

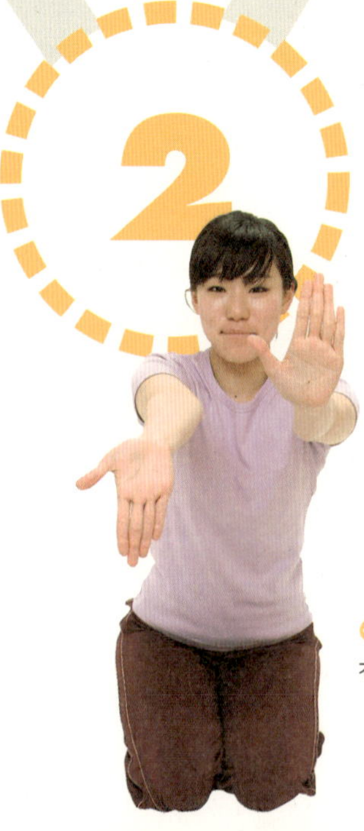

息を大きく**吸い**ながら、右手をひねります。

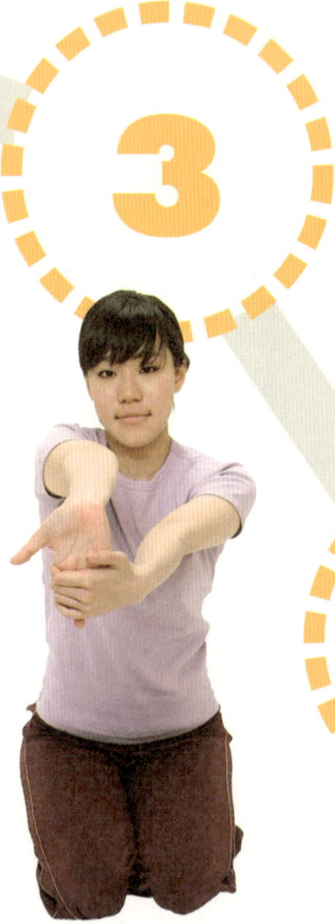

息を大きく**吐き**ながら、左手で右手の指を手前にひきます。この状態で、**3回**大きく**深呼吸**をします。①に戻し、②〜③を左手で行います。

4

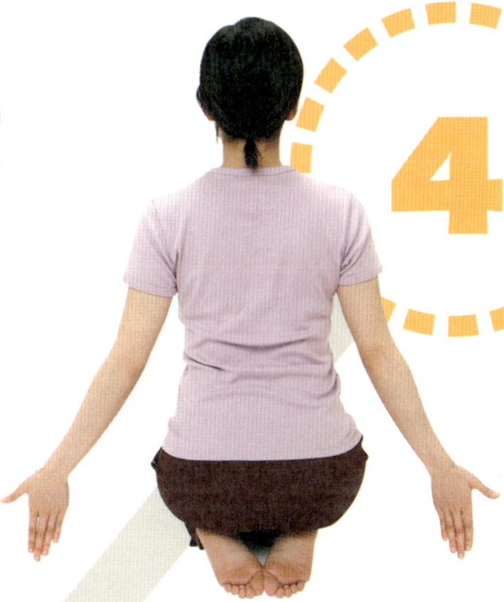

両手をゆっくり戻し、手のひらを前に、手の甲をうしろ側にして斜め下に広げます。

5

大きく息を**吸い**ながら、うしろで手を組み、右手の甲をうしろ側にして左手を持ちます。

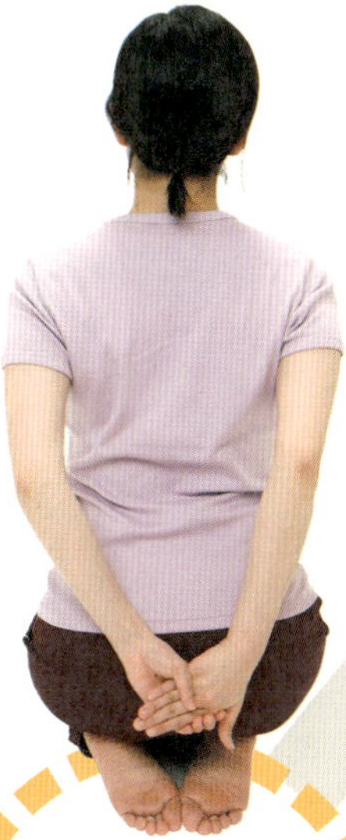

6

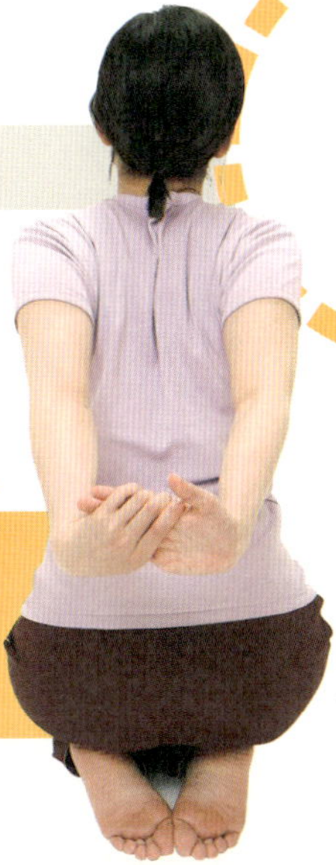

大きく息を**吐き**ながら、右のひらをうしろに向けるように両腕をうしろに押し出します。この状態で、**3回**大きく**深呼吸**をします。右手と左手を入れかえて、行います。

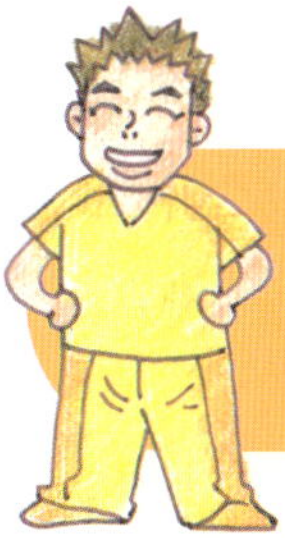

ワンポイント

からだをそらし、胸を張るように腕をうしろに持っていこう。

骨格ストレッチの掟【続編】

其の七
骨格のゆがみを解消するとダイエットにもなると心得よ。

其の八
骨格がゆがんでいると冷え性やむくみも引き起こす。骨格ストレッチで即刻ゆがみを解消すべし。

其の九
ストレッチに年齢制限はない。

其の拾
柔らかいベッドの上で行うのは、御法度。多少かための床の上で行うべし。

其の拾壱
痛くない範囲なら、骨粗しょう症でも行ってよし。

其の拾弐
炎症やぎっくり腰などがあるとき、また妊娠中、生理中のストレッチは御法度。

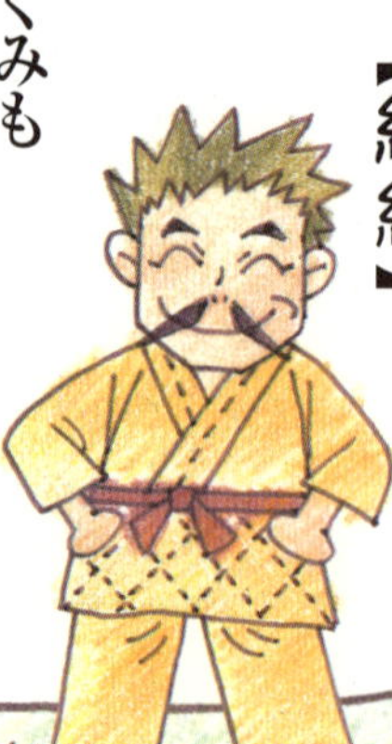

其の拾参
安眠の効果もある。不眠でも積極的に行うべし。

其の拾四
子供は、3歳からストレッチを行ってもよし。

注

七　基礎代謝には、骨格のゆがみやサビつきが大きく関係しています。

骨格がゆがんでいると、筋肉が疲れやすくなり、慢性的なエネルギー代謝不足によって代謝機能が低下し、脂肪がつきやすくなります。関節のサビつきは、各関節の動く範囲が狭く、エネルギー代謝効率が悪くなります。基礎代謝も低くなり脂肪が燃焼しづらく、やせにくい体質になるのです。

関節のサビをとりのぞき、骨格のゆがみを正すことで、代謝効率がよくなりやせやすいからだにかわれます。

八　背骨をはじめとする全身の骨格のゆがみは、血液循環と骨盤に影響大。

骨盤は、内臓を支えていると同時に、下半身に向かう血管や神経を守っている重要な存在。その骨盤が広がったり、内臓の位置が乱れたり下がると、血管や神経などを圧迫し、内臓機能の低下を招くことに。便秘や冷え性、生理痛や生理不順、更年期障害、足のむくみ、自律神経失調症などあらゆる部分に障害が起こりやすくなります。

九　骨格ストレッチは個々のからだの状態に応じ行えます。その人にとってリラックスできる状態が最適なストレッチの深さです。

拾　柔らかいベッド上は、NG。ベッド上でやるなら、かためで浮き沈みが少ないベッドで。

拾壱　痛くない範囲で行いますので問題ありません。

拾弐　炎症（動かすと痛みがある）、ぎっくり腰、椎間板ヘルニアで症状がひどい場合は行わないでください。

またバイオリズムの関係上、生理中は避けてください。妊娠中も禁止です。

拾参　骨格ストレッチには関節のサビをのぞいて柔らかくし、リラックスする効果があるので、眠れないときにはお勧め。とくに首と仙骨のストレッチを行うと効果の期待大（P102参照）。

拾四　子供の疲労回復はもとより、成長促進、運動障害の予防とケアになります。また成長痛の痛みのケアにも。ですから、3歳くらいからならOK！

最近は、小学生でも肩こりや腰痛の相談にいらっしゃるケースが増えています。

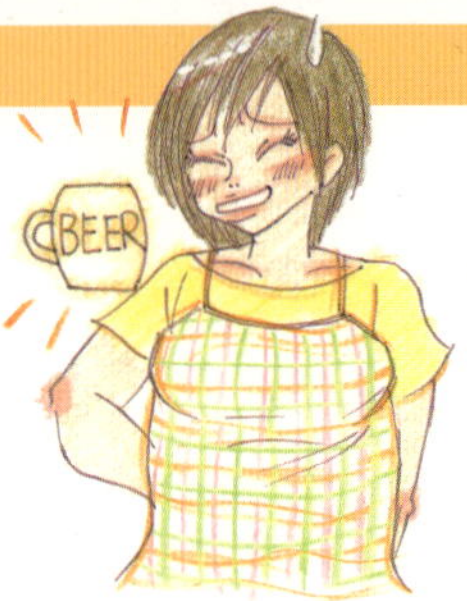

くびれがない

骨盤の上部を締めることで
ウエストまわりをシャープに!!

1

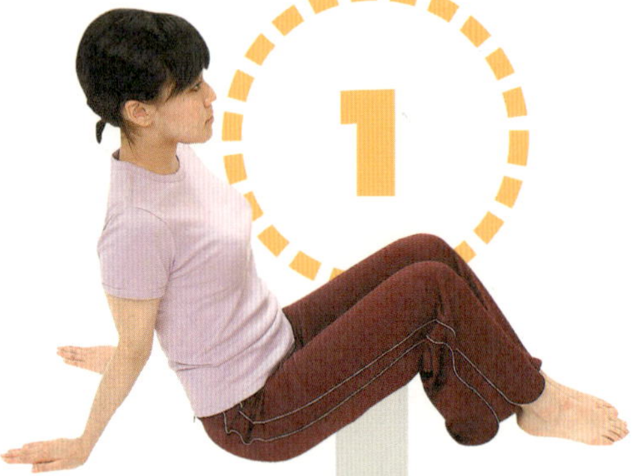

床に座り、両足を直角に曲げます。両手は指を外側に向け、お尻のうしろにつきます。

2

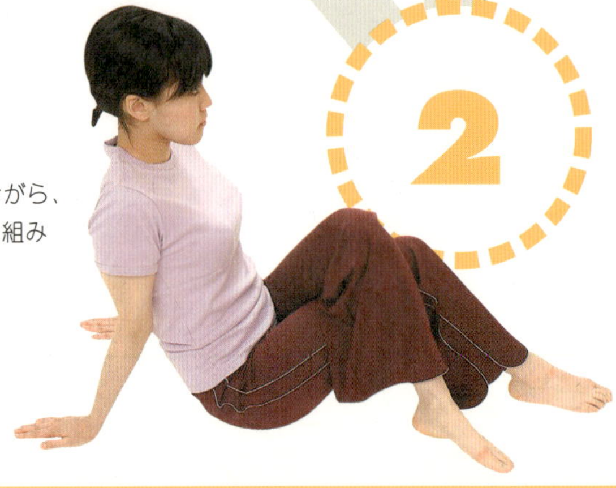

大きく息を**吸い**ながら、左足を上にして右足と組みます。

3

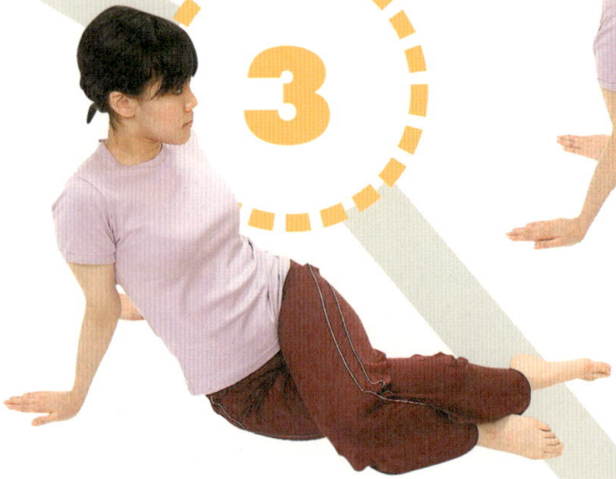

大きく息を**吐き**ながら、右側に倒します。この状態で、**3回**大きく**深呼吸**をします。①に戻し、足を逆にして行います。

4

仰向けになり、丸めたバスタオルを腰の下に入れます。

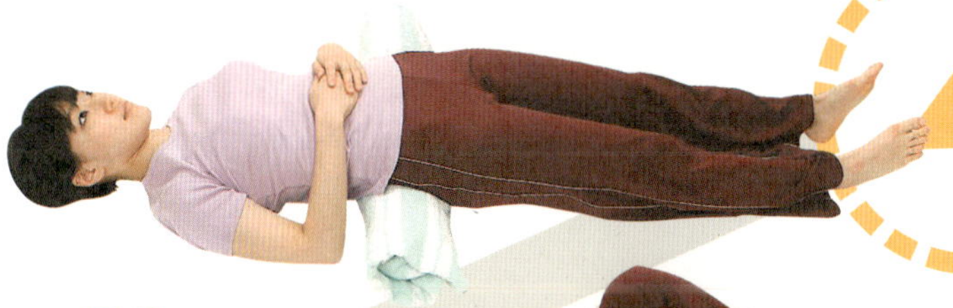

5

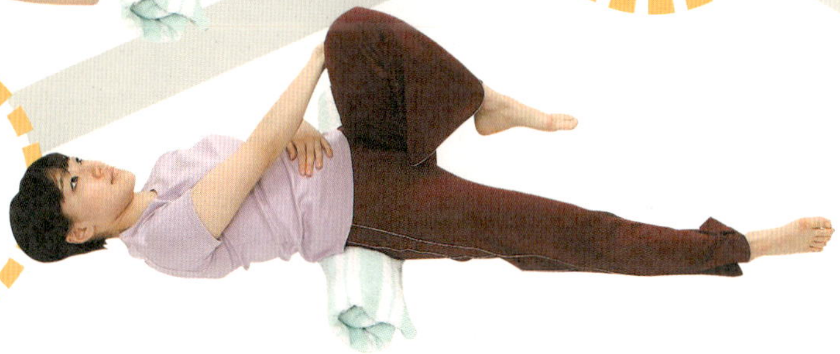

左ひざを曲げ、大きく息を吸いながら
腰の位置まで上げ、右手を左ひざの外側につけます。

6

大きく息を吐きながら、
左足を右側に倒します。

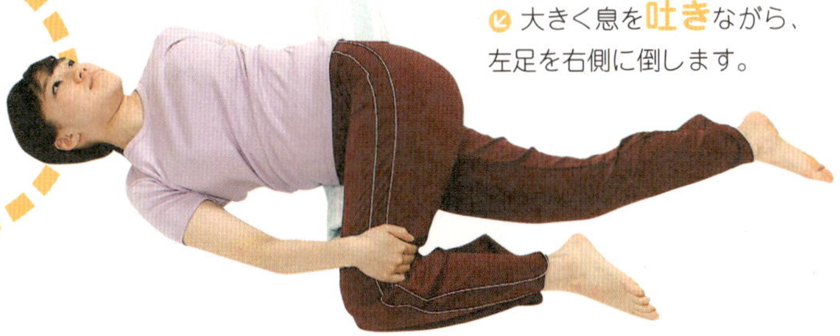

7

右足を直角に曲げ、3回大きく深呼吸します。
状態をゆっくり元に戻し、足を逆にして、⑤〜⑦を行います。

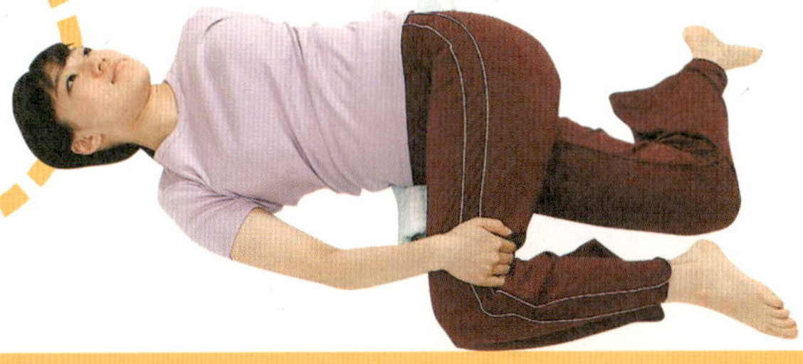

腰が痛い

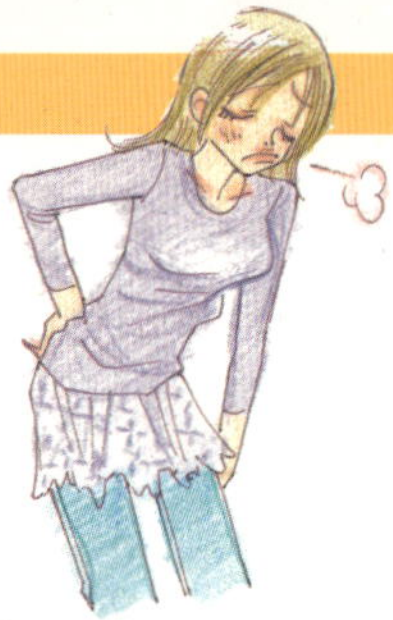

骨盤を締め、腰回りの関節の柔軟性を高めることで血行がよくなり、サビついた関節からうるおいのある関節に！

1

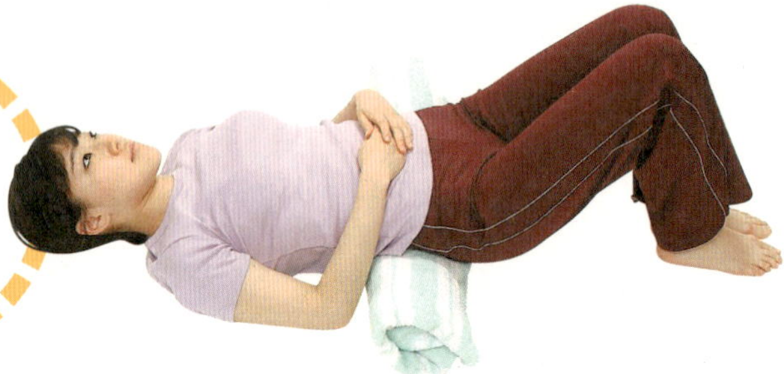

仰向けになり、丸めたバスタオルを腰の下に入れます。息を大きく**吸い**ながら、両ひざを直角に曲げます。

2

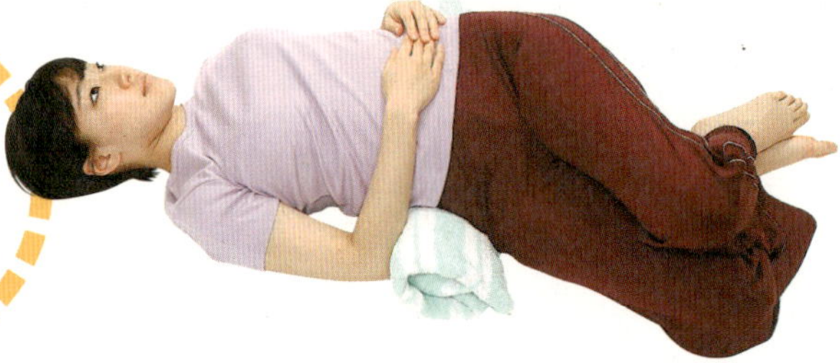

息を大きく**吐き**ながら、両ひざを右に倒します。

3

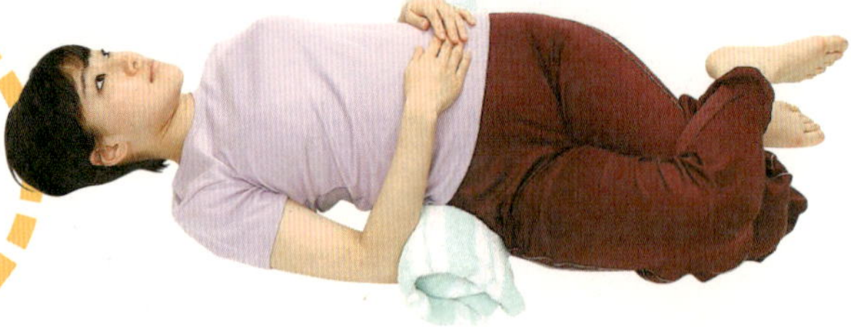

息を大きく**吸い**ながら、右足を左足にのせ、息を**吐き**ます。この状態で、**3回**大きく**深呼吸**をします。ゆっくり①の状態に戻し、②〜③を逆側、逆の足でも行います。

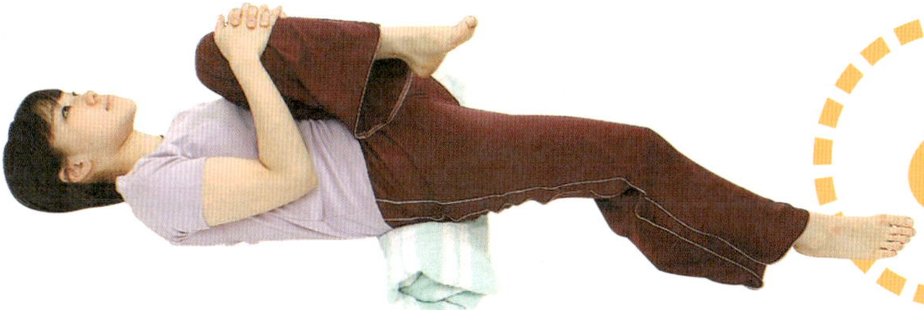

6

大きく息を**吐き**ながら、胸のあたりまで引き寄せます。この状態で**3回**大きく**深呼吸**をします。ゆっくり手をほどき、足を伸ばします。もう片方の足で、⑤〜⑥を行います。

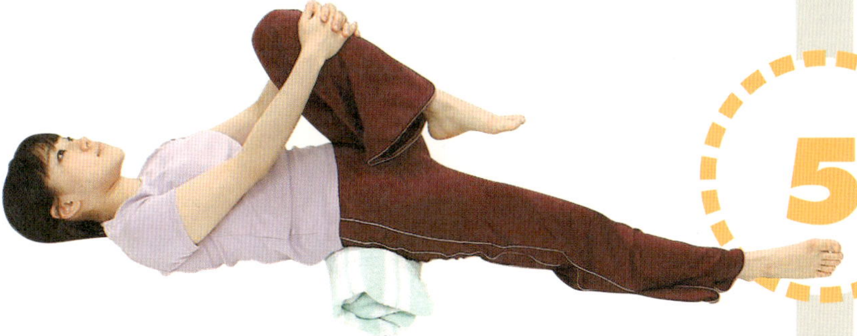

5

大きく息を**吸い**ながら、左ひざを曲げ、ひざを両手で抱えます。

ワンポイント

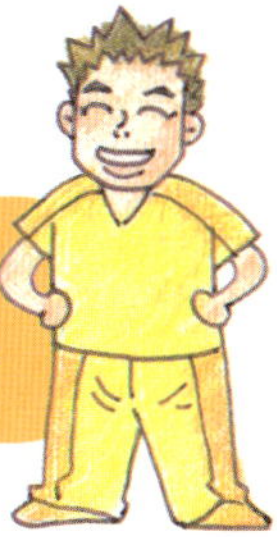

④〜⑥をやるときは、必ず丸めたバスタオルを腰の下に入れること。

4

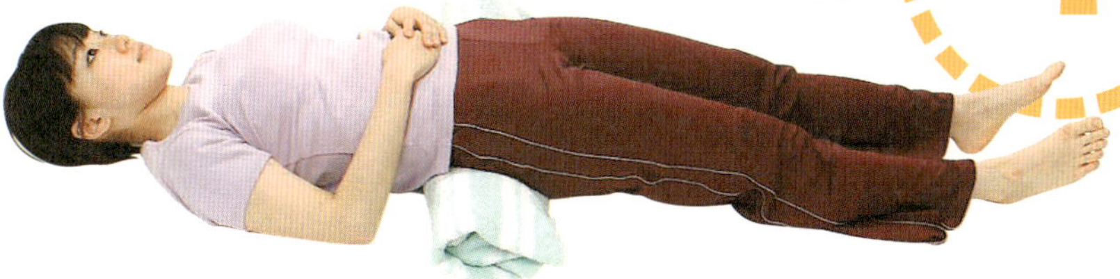

足をまっすぐに伸ばします。

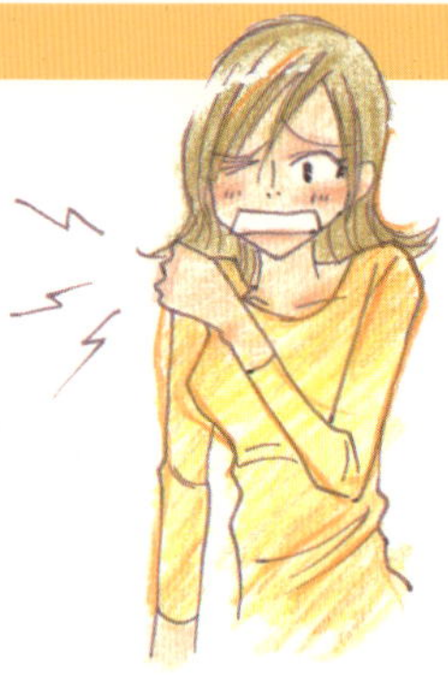

肩がこっている、張っている

肩こりの原因のひとつは血行不良。肩や首の関節の動きをよくし、柔軟性のある関節にして、血行を改善します。

1

仰向けになり、丸めたバスタオルを肩甲骨の下におき、息を**吸い**ます。

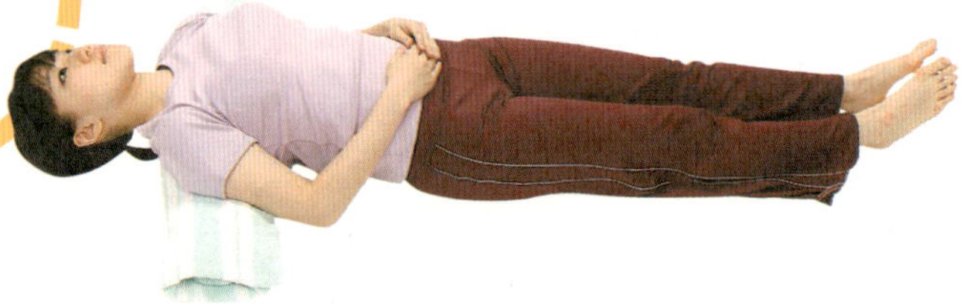

2

息を**吐き**ながら、両手を頭の上にまっすぐ上げます。このとき、手のひらをできるだけ床につけます。この状態で、**3回**大きく**深呼吸**をします。

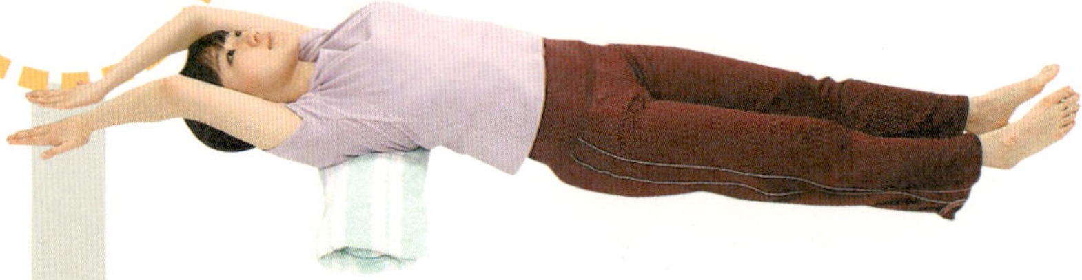

3

肩甲骨のタオルをはずし、頭の下に丸めたタオルを入れます。からだを左に向け、息を**吸い**ながら右足はまっすぐに伸ばし、左足を前に出し、直角に曲げます。

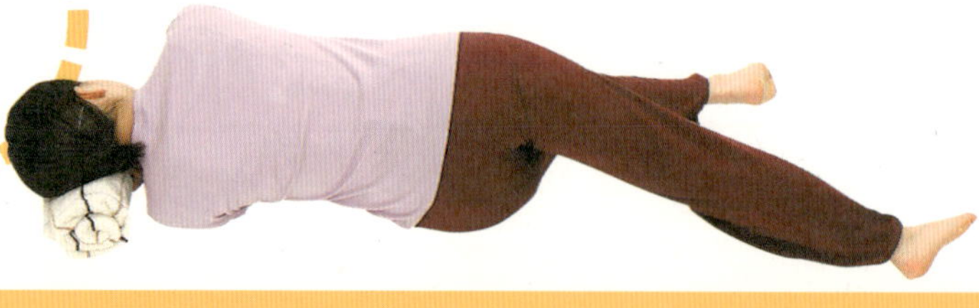

7

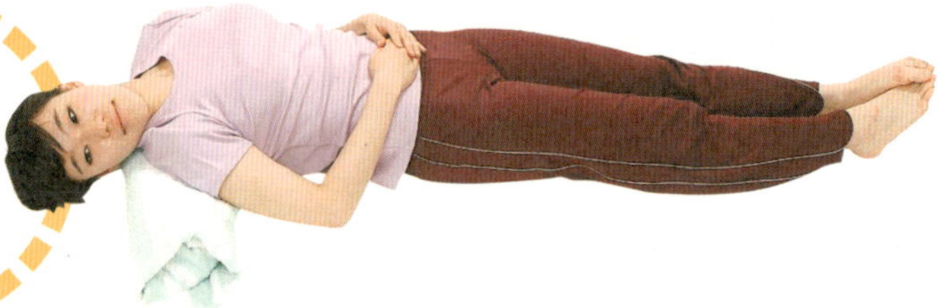

顔を右に向けながら、大きく息を**吐き**ます。この状態で、**3回**大きく**深呼吸**します。顔を左側に向け、**3回**大きく**深呼吸**をします。

6

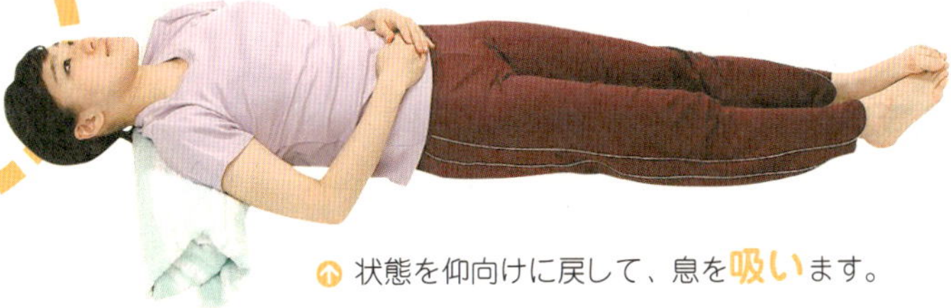

状態を仰向けに戻して、息を**吸い**ます。

5

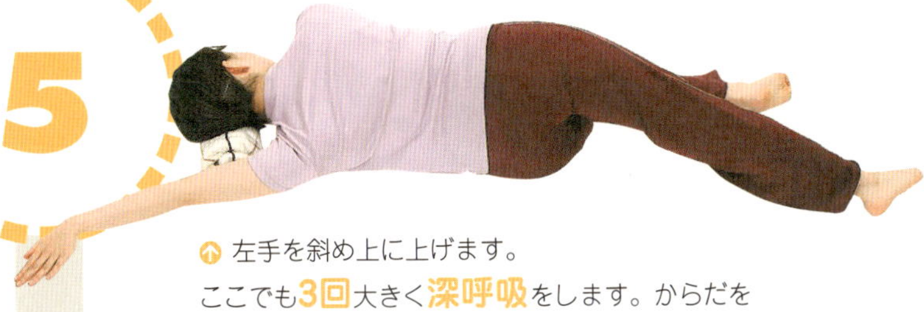

左手を斜め上に上げます。
ここでも**3回**大きく**深呼吸**をします。からだを右側に向け、③〜⑤を逆側でも行います。

4

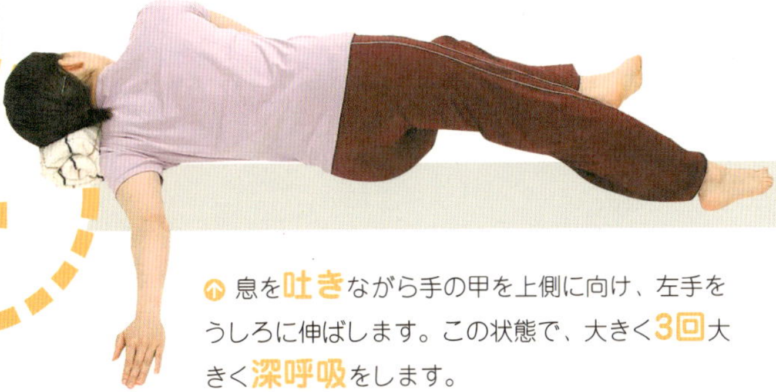

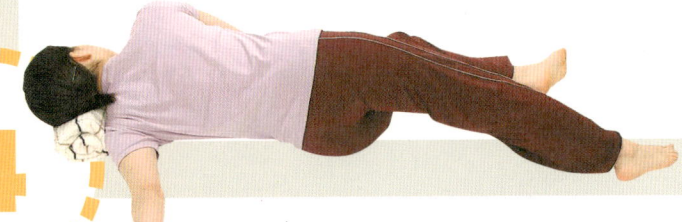

息を**吐き**ながら手の甲を上側に向け、左手をうしろに伸ばします。この状態で、大きく**3回**大きく**深呼吸**をします。

猫背が気になる

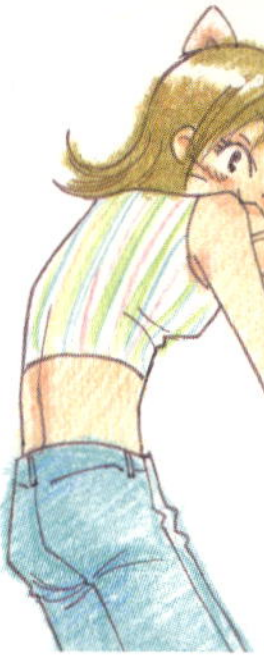

首や肩、肋骨のゆがみやサビをとりのぞくストレッチ。
続ければ、猫背が改善し姿勢美人に！

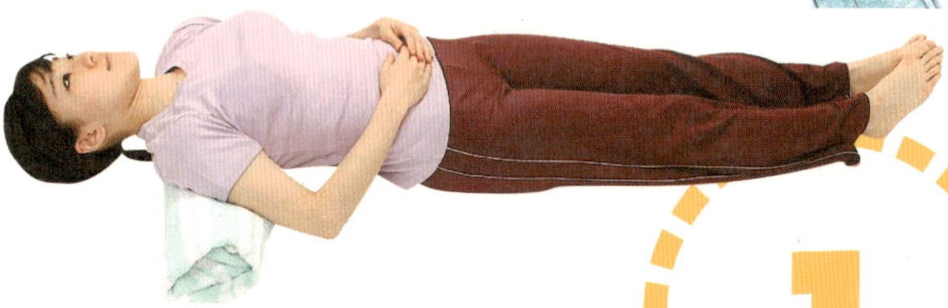

1

仰向けになり、丸めたバスタオルを肩甲骨の下におき、大きく息を**吸い**ます。

2

大きく息を**吐き**ながら、手のひらを床につけるようにして、両手を頭の上に上げます。
この状態で、**3回**大きく**深呼吸**をします。

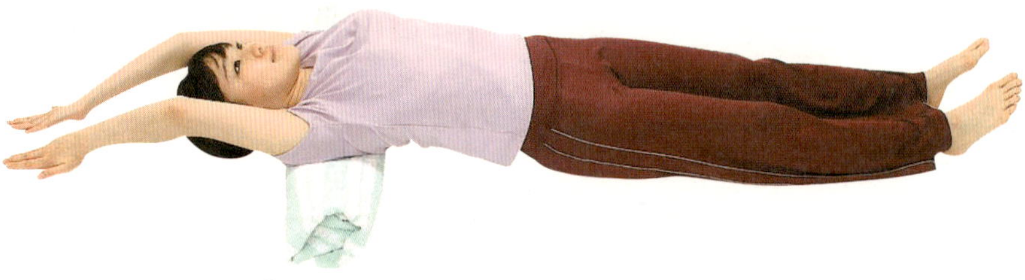

3

肩甲骨のタオルをはずし、頭の下に丸めたタオルを入れます。左向きに寝ます。息を**吸い**ながら右足はまっすぐ伸ばし、左足を前に出し、直角に曲げます。

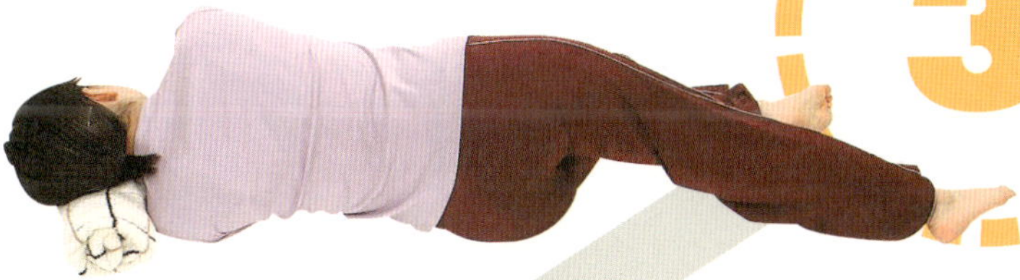

4

息を**吐き**ながら、左手をうしろに伸ばします。この状態で、**3回**大きく**深呼吸**をします。

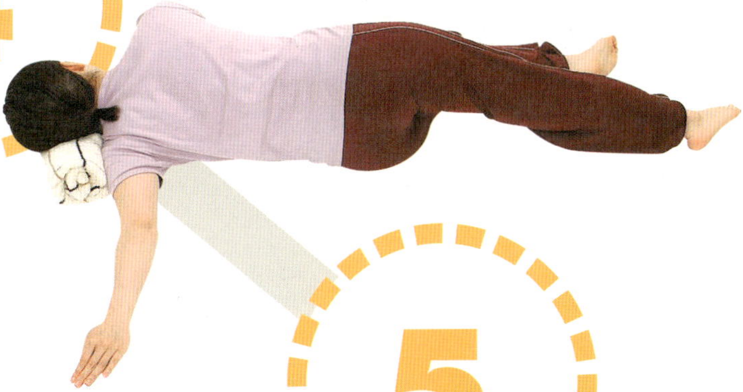

5

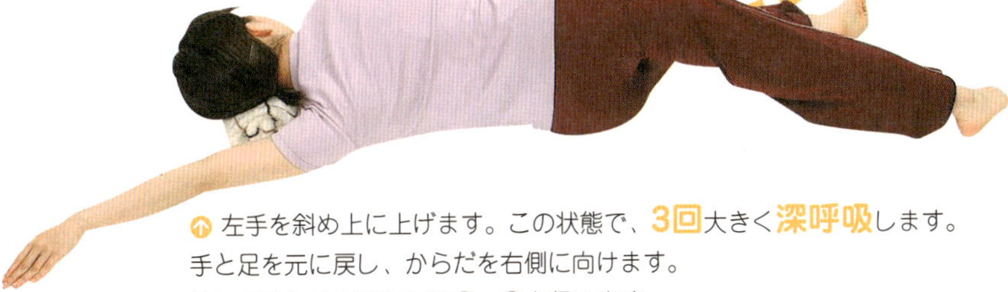

左手を斜め上に上げます。この状態で、**3回**大きく**深呼吸**します。手と足を元に戻し、からだを右側に向けます。そして手と足を逆にして③〜⑤を行います。

思い違いしていない？

からだの常識・非常識 ○×クイズ PART.1

常識だと思っていたことが実は違っていたり、
非常識だと思っていたことが実は正しかったり…。
自分の知識からも、からだのゆがみをとりのぞきましょう。

【第1問】左右の足の長さが違うと肩こりや腰痛になる。

間違い！ 足の長さの違いがすぐ肩こりや腰痛に結びつくわけではない。

人間のからだには緩衝作用といって、関節の柔軟性、すなわち関節の遊びがあるため、からだのさまざまな変化に適応し、肩こりや腰痛を最小限に抑えることができます。ですから、多少足の長さが違っていても、関節の遊びの部分がクッションの役割をしてくれるため、すぐに症状として現れないようになっているのです。

元気な人でも、左右の足の長さが違います。多少の違いであればとくに心配することはありませんが、歩きにくいなどの症状があるようなら、専門家に相談するとよいでしょう。

【第2問】塩分をとりすぎると太る。

正解！ 塩分は、とりすぎた分だけ水太りを招く。

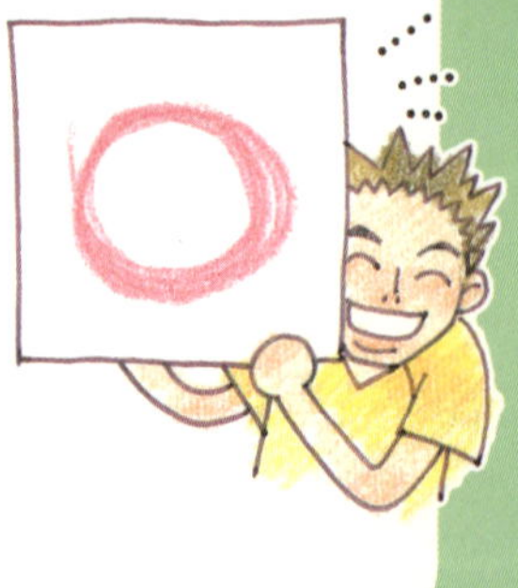

からだの中の体液は、一定の塩分濃度で保たれています。塩分をとりすぎると、その濃度を一定に保とうとして、摂取した水分をどんどん体内にとり込み、一種の水太り状態になります。

人間にはホメオスタシスという調節機能（恒常性維持機能）があるため、塩分をとりすぎると異常を敏感に察知し、体内の塩分濃度を下げるために水分の量を増やします。そのため、体重が一時的に増えてしまうのです。ただし塩分にカロリーはないので、塩分を控えた食事にすれば、体重もすぐに戻ります。

【第3問】目の使いすぎでほてっている感じがしたので、目を冷やした。

間違い！ 冷やすと循環が悪くなり、疲れはとれない。

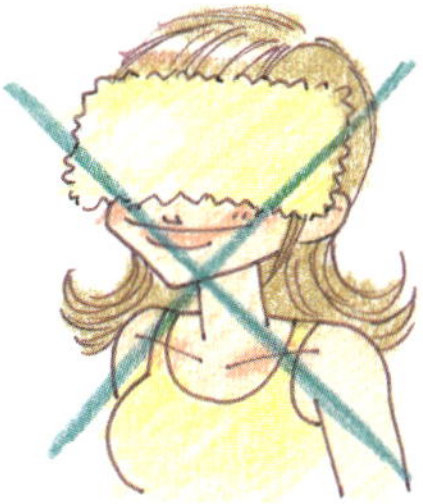

食道や肺、心臓と同じように目にも筋肉がはりめぐらされています。遠近や上下左右などの目の動きは、この筋肉によって調整されているのです。筋肉には血液から栄養素と酸素を吸収し、老廃物と二酸化炭素を排出する働きがあるため、疲れてくれば必然的に栄養素と酸素を必要とします。

疲れたからといって目を冷やすと、血液の循環が悪くなり、必要な栄養素や酸素を補給することがなかなかできません。温めることで血液の循環を高め、疲労回復、目の機能がアップします。P88「頭が痛い、頭が重い」編を行えば、さらに血液の循環がよくなります。

【第4問】足を温めれば症状の約40%は改善する。

正解！ 血液の循環がよくなり、改善の方向へ。

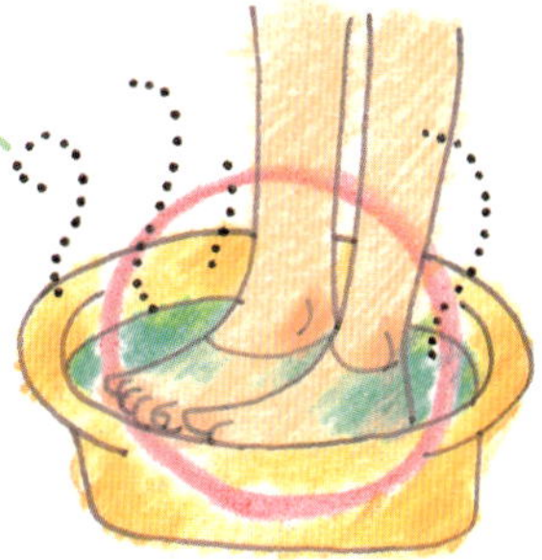

女性の２人に1人は冷え性で悩んでいるといわれています。冷えは、血液の循環が悪くなって起こるものです。血液の循環が悪ければ、自然治癒力も低下します。とくに末端である足は、もっとも冷えやすくなる場所です。足を温めるだけでもからだ全体の血液の循環がよくなり、自然治癒力はアップします。お風呂に入って温まった状態でP60「足がむくみやすい」編を行えば、血液の循環がさらにアップします。

【第5問】からだがゆがんでいると心もゆがんでくる。

正解！ 心がゆがむとからだもゆがむ。

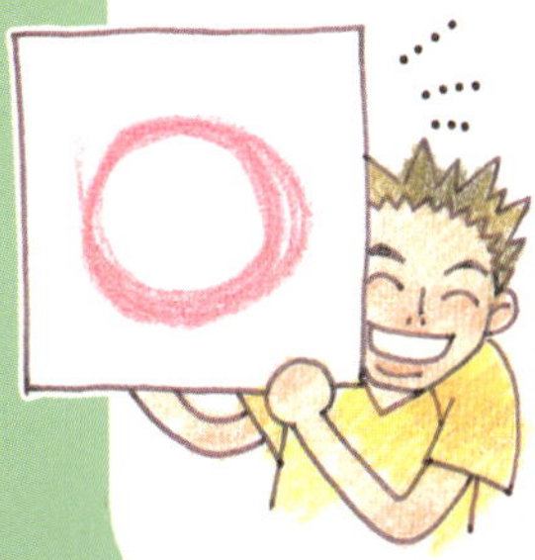

からだがゆがむと姿勢が悪くなり、全身の血液循環も悪くなります。その結果さまざまな症状が発生しやすくなります。からだが不健康な状態になると精神的に滅入って落ち込んだりイライラしたり、不安になったりします。それがストレスとなり、心のゆがみの原因となります。健全な精神は、健全なからだに宿ります。自分でできる骨格ストレッチで、身も心も、ゆがみしらずを目指しましょう。

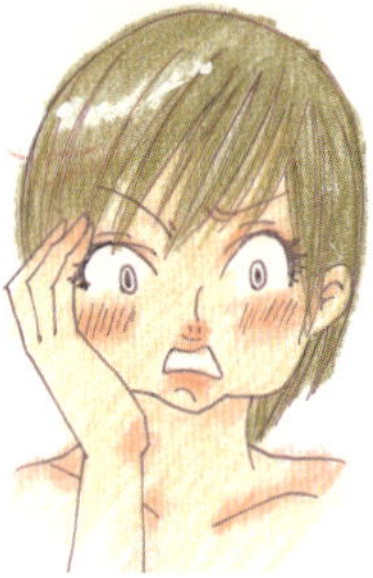

フェイスラインが気になる

顔のたるみの原因は背中。上半身のあらゆる骨格を引き上げることで顔の骨格もアップし、デコルテまですっきり！

1

頭を高くして、仰向けになります。
大きく息を**吸い**ます。

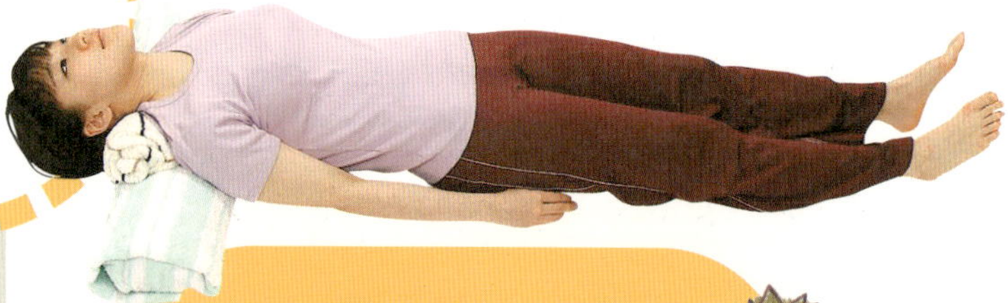

ワンポイント

頭を上げることで、後頭部から引っ張られるようなイメージになるよう、タオルの高さを調整しよう。

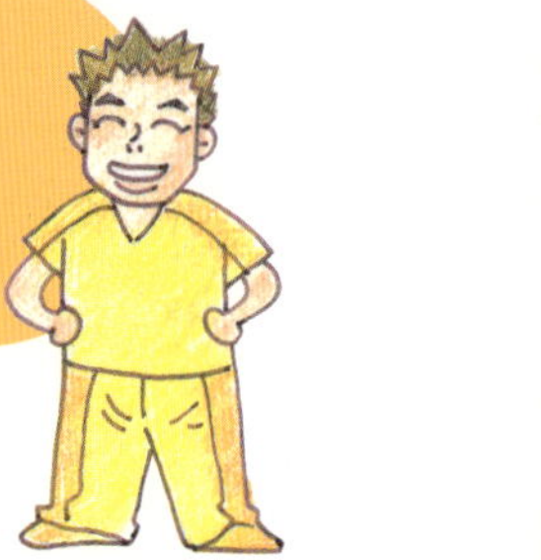

2

大きく息を**吐き**ながら、両手を上げ、
手のひらを床につけるようにします。
この状態で、**3回**大きく**深呼吸**をします。

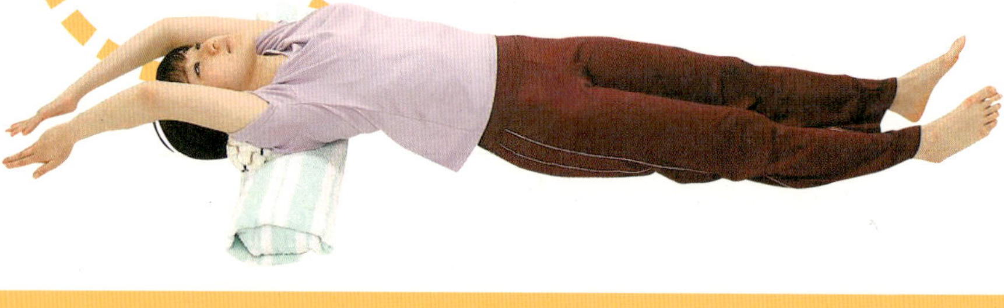

3

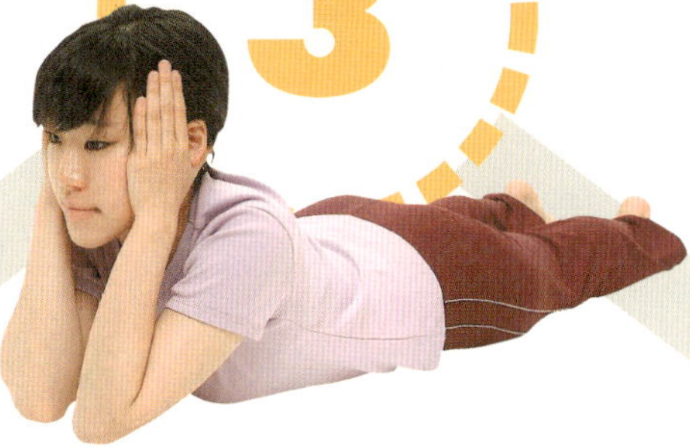

姿勢を元に戻し、うつぶせになります。上半身を起こし、ひじをついて親指と人差し指の間に耳を挟みます。できるだけ耳の際にはさむようにします。この状態で、**3回**大きく**深呼吸**をします。

4

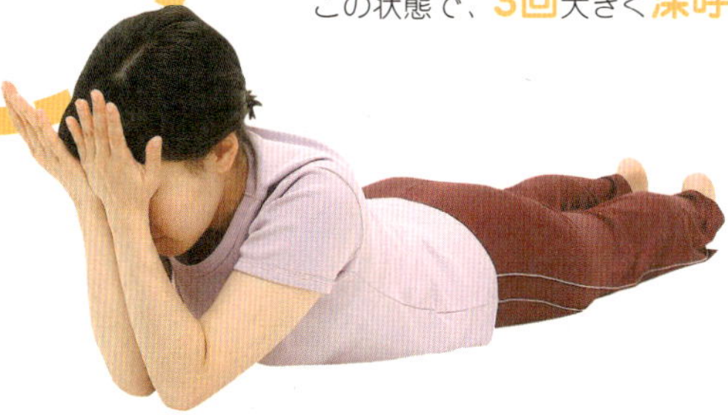

手のひらをまゆげのところにおきます。指先は伸ばします。この状態で、**3回**大きく**深呼吸**をします。

5

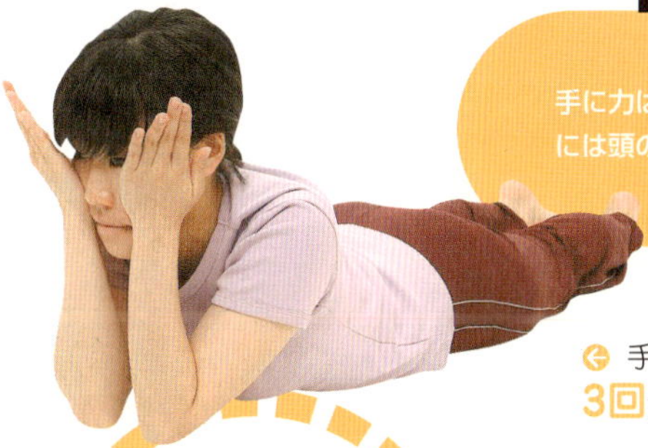

手のひらをほお骨にあてます。この状態で、**3回**大きく**深呼吸**します。

ワンポイント

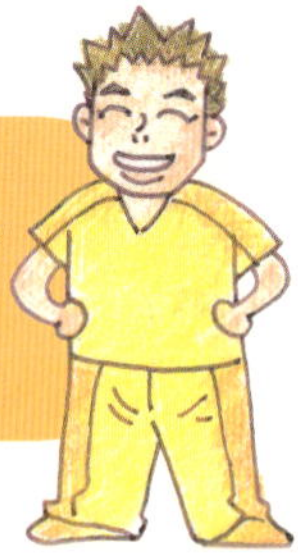

手に力は入れないで。フェイスアップには頭の重みだけで十分！

首のしわやたるみが気になる

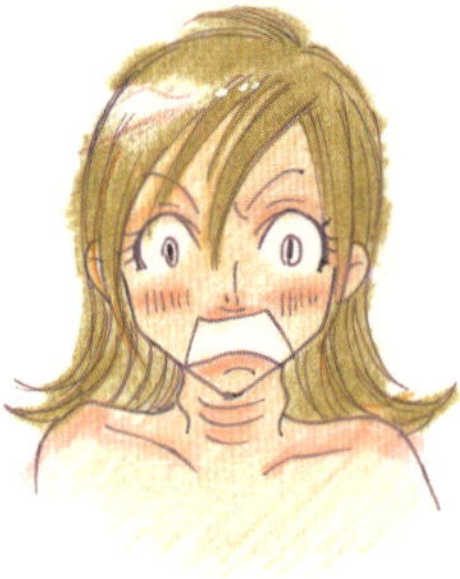

首のサビをとりのぞき、関節の柔軟性を高めて血行やリンパの流れをよくするストレッチ。首の周囲が引き締まります。

1

首のうしろに、後頭部から引っ張られるようなイメージになるよう、少し高めにタオルをおき、頭を高くして仰向けになります。あごを少し上げるようにします。この状態で**3回深呼吸**をします。

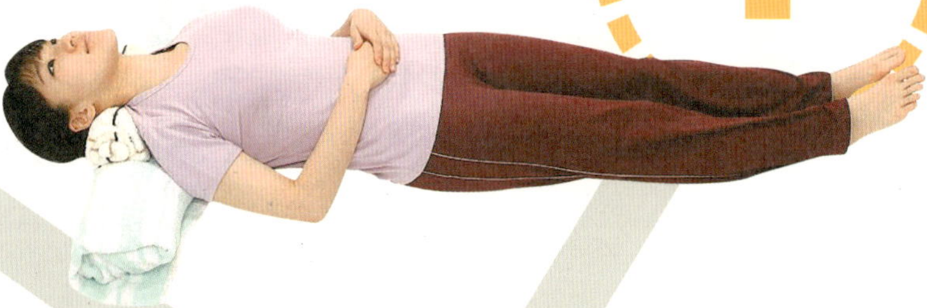

2

手の位置はこんな感じで。

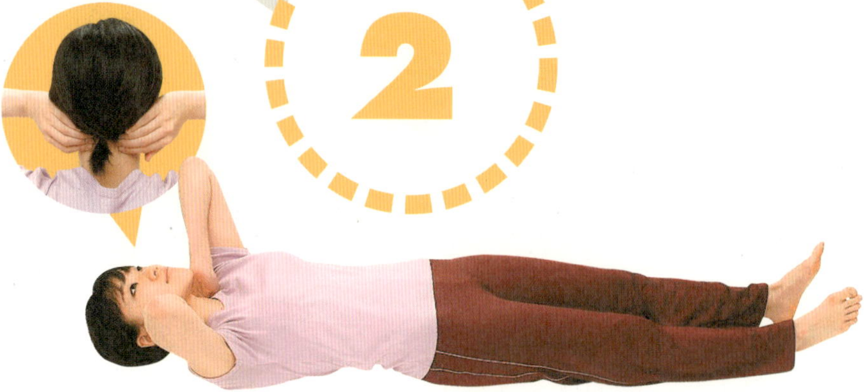

タオルをはずし、後頭部のつけ根を人さし指、中指、くすり指で押さえます。この状態で、**3回**大きく**深呼吸**をします。このとき、指先は曲げて支えます。

3

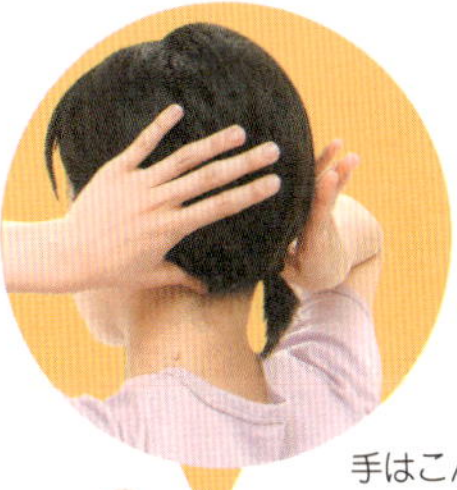

手はこんな感じで。

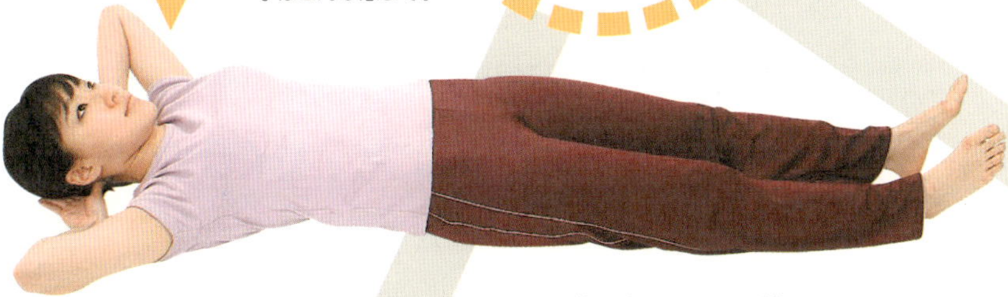

↑ 首の上のへこんだところ（後頭部のつけ根）を、**3回**大きく**深呼吸**をしながら親指で押します。

4

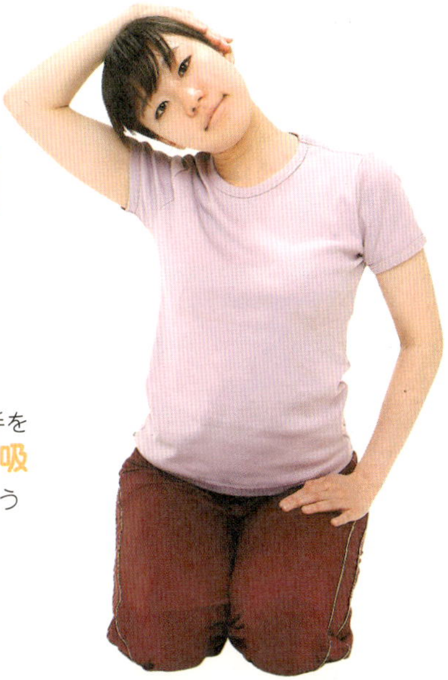

→ 起き上がり、正座をします。右手を頭の左側におき、**3回**大きく**深呼吸**をしながら右側に曲げます。同じように左側にも曲げます。

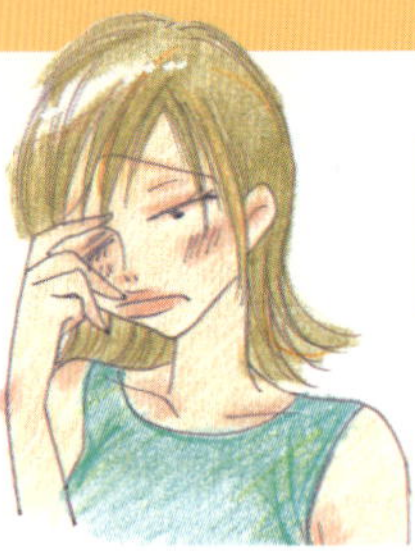

目が疲れる

眼精疲労は目の回りだけでなく、首や肩が原因のことも。首の関節のサビつきをとり、目の回りの疲れをとろう。

1

少し広めに巻いたバスタオルを肩のつけ根におき、仰向けになります。大きく息を**吸い**ます。

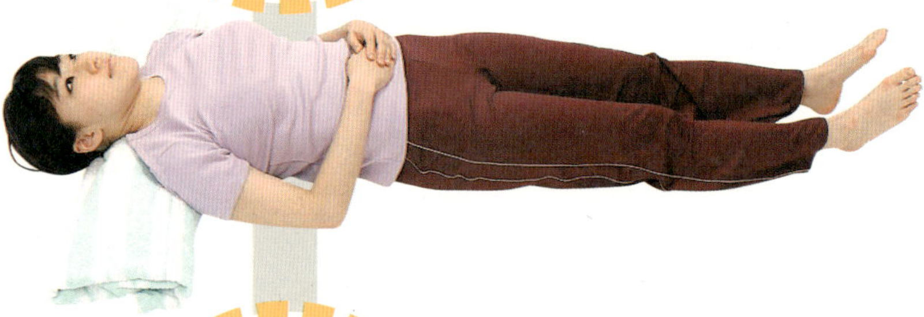

2

大きく息を**吐き**ながら、顔を右に向け、**3回**大きく**深呼吸**をします。顔を左に向け、同じように**3回深呼吸**をします。

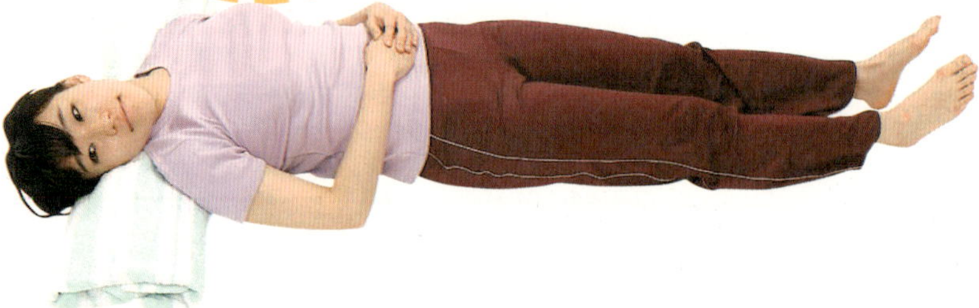

4

手の位置はこんな感じで。

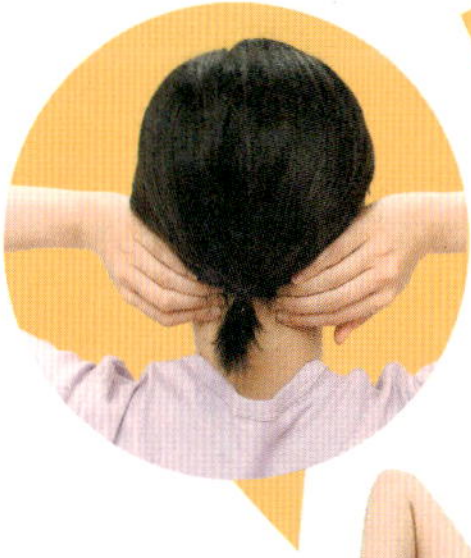

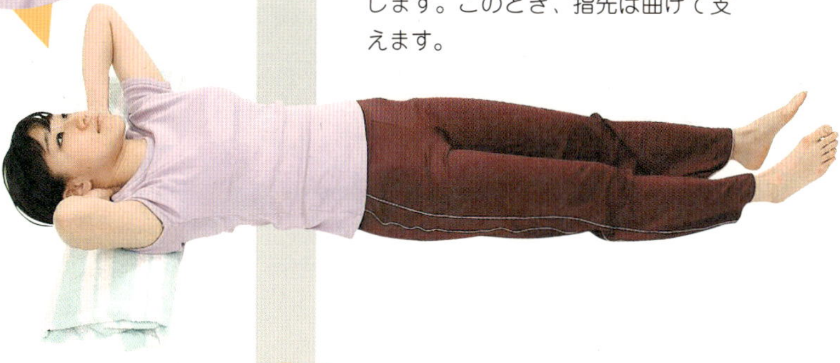

後頭部のつけ根を人さし指、中指、くすり指で押さえます。
この状態で、**3回**大きく**深呼吸**をします。このとき、指先は曲げて支えます。

3

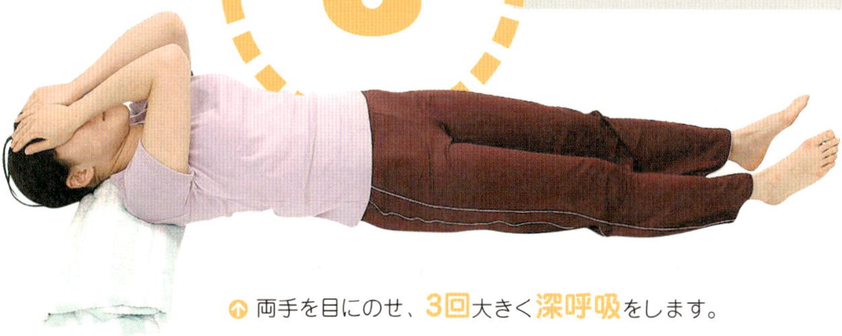

両手を目にのせ、**3回**大きく**深呼吸**をします。

目が乾く

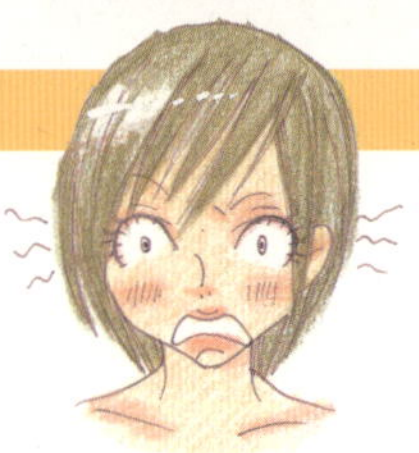

肩や腰、目の回りの骨格のサビをとりのぞいて、
まばたきの回数を多くし、目の表面のうるおいアップ！

1

肩甲骨の下に丸めたバスタオルをおき、仰向けになります。このとき、大きく息を**吸い**ます。

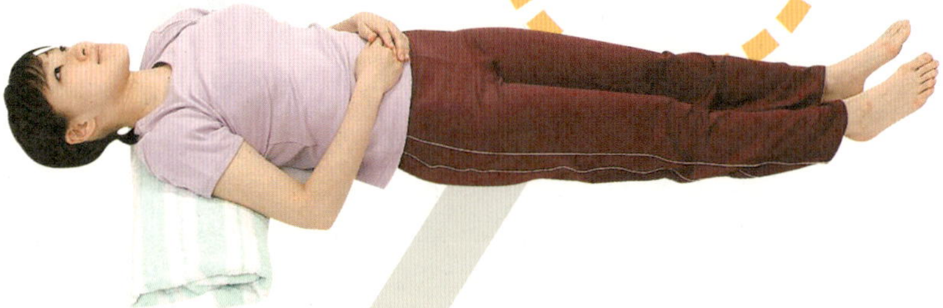

2

大きく息を**吐き**ながら、両手を上げます。手のひらは、床につけるようにします。
これで、**3回**大きく**深呼吸**をします。

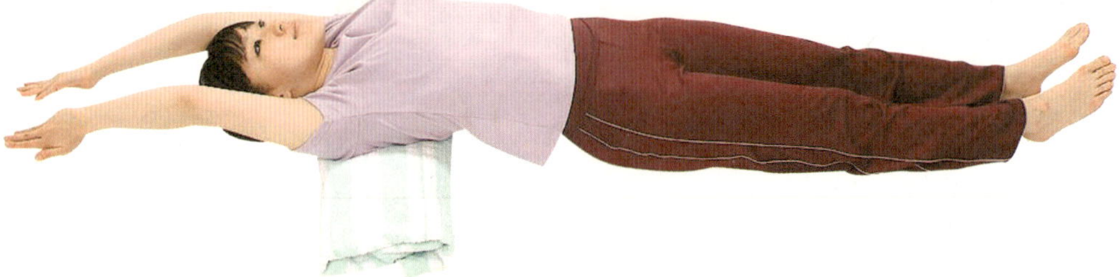

3

こんな感じで。

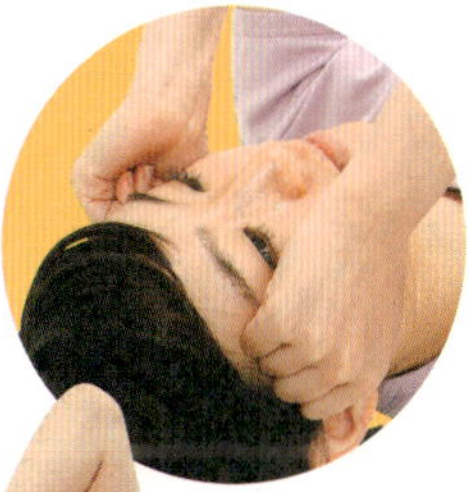

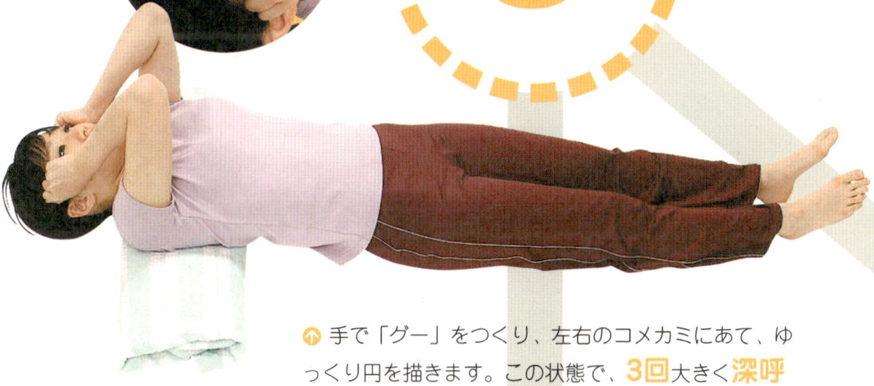

手で「グー」をつくり、左右のコメカミにあて、ゆっくり円を描きます。この状態で、**3回**大きく**深呼吸**をします。

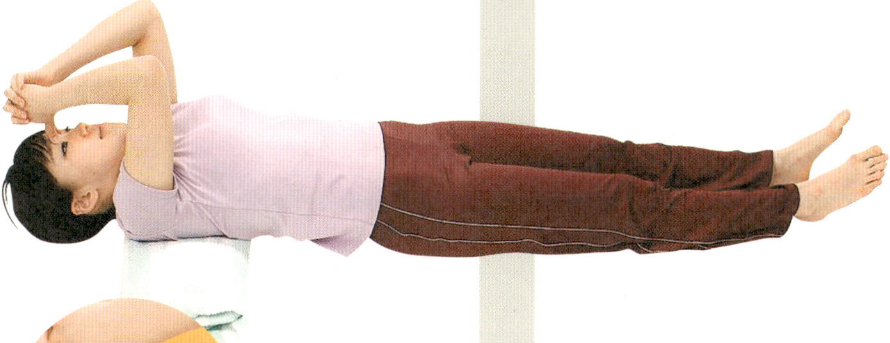

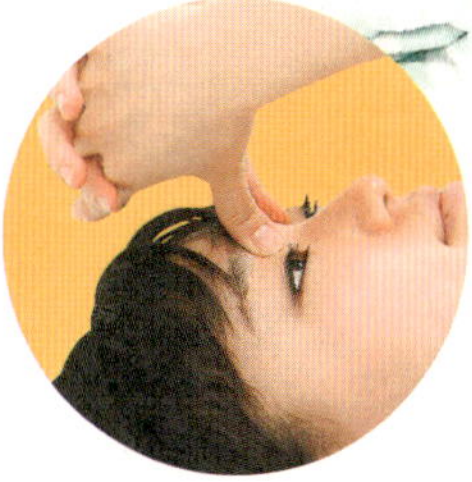

こんな感じで。

4

手を組み、親指で眉間を押します。この状態で、**3回**大きく**深呼吸**をします。

めまいがする

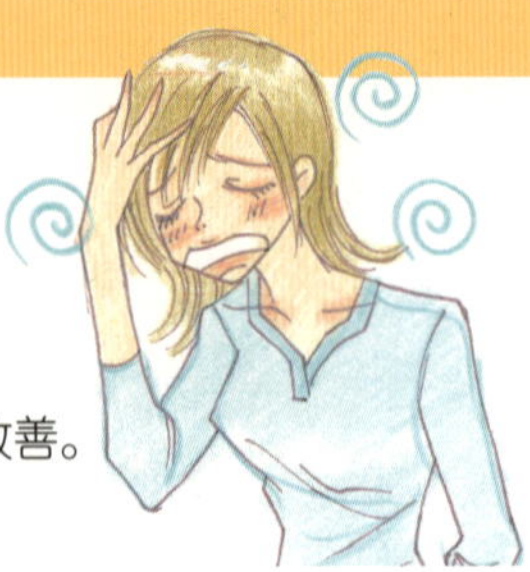

首や肩を中心とした関節に柔軟性をつけ、血液の循環を改善。
反動をつけずゆっくり行うことがポイント！

1

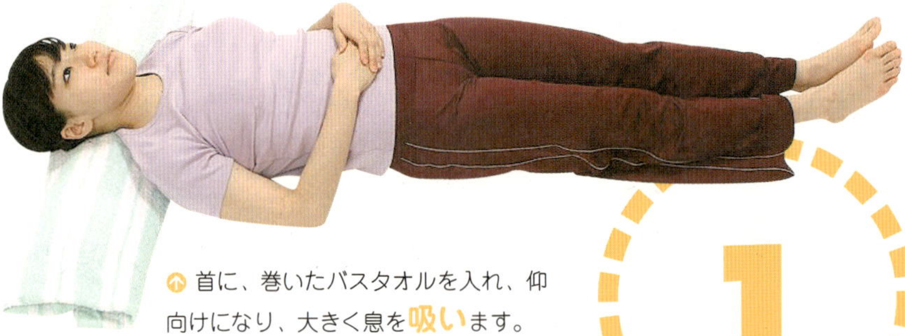

首に、巻いたバスタオルを入れ、仰向けになり、大きく息を**吸い**ます。

2

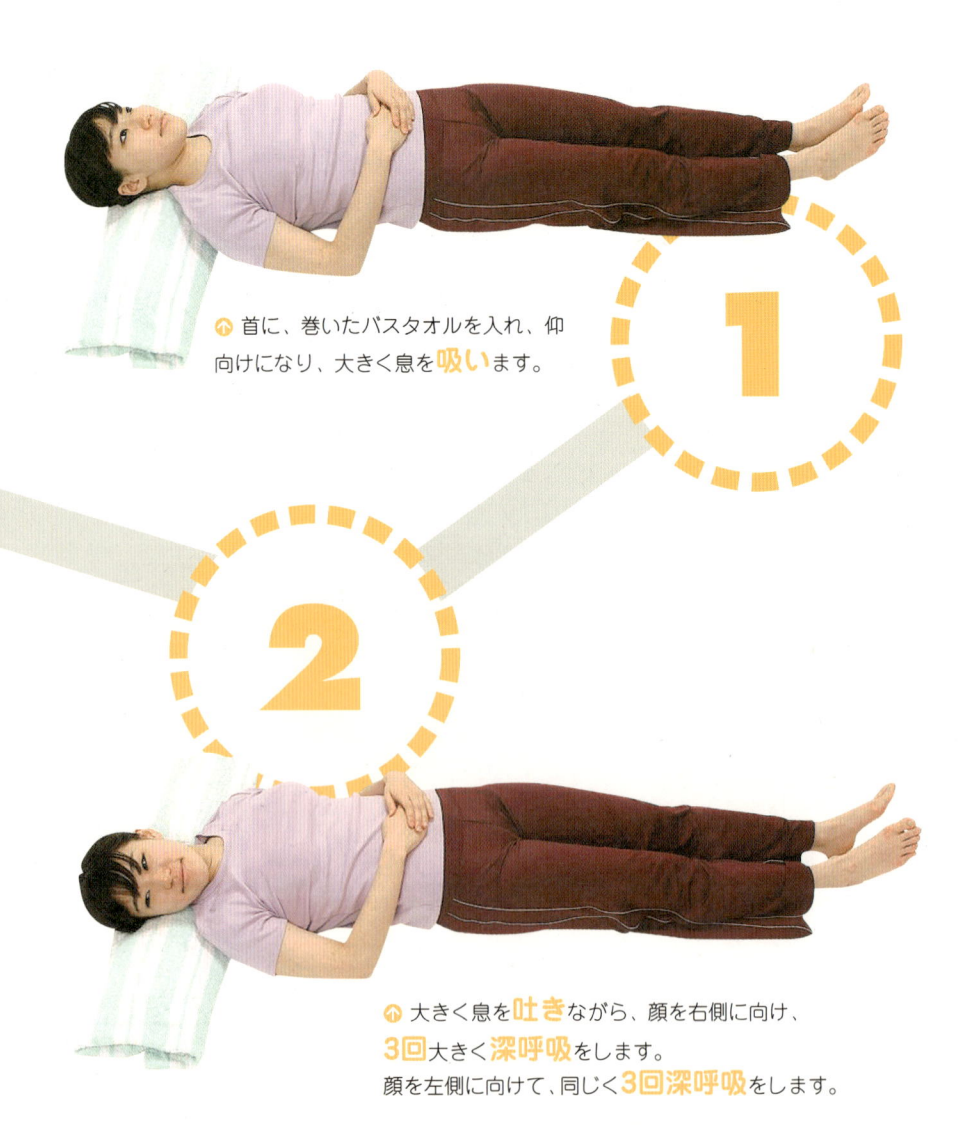

大きく息を**吐き**ながら、顔を右側に向け、
3回大きく**深呼吸**をします。
顔を左側に向けて、同じく**3回深呼吸**をします。

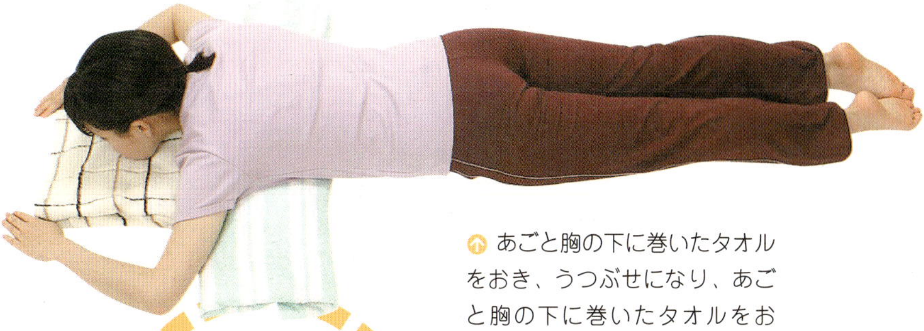

3

あごと胸の下に巻いたタオルをおき、うつぶせになり、あごと胸の下に巻いたタオルをおき、大きく息を**吸い**ます。

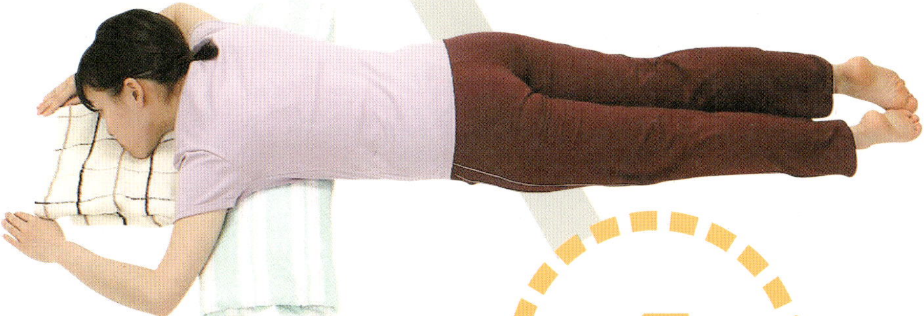

4

大きく息を**吐き**ながら、あごを支点に顔を右側に向け、**3回**大きく**深呼吸**をします。顔を左側に向け、同じく**3回深呼吸**をします。

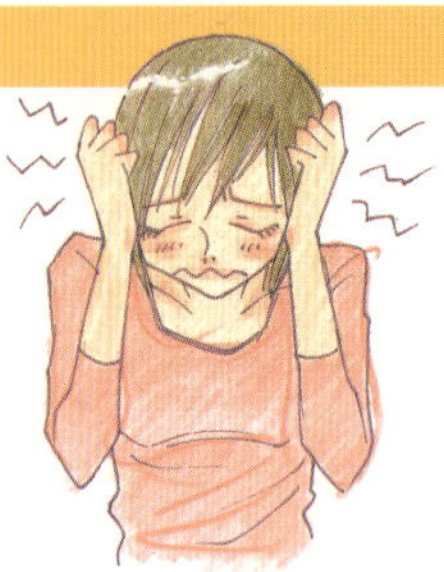

頭が痛い、頭が重い

原因になっている首や肩の関節のサビつきをとりのぞきます。血行がよくなり、頭痛も解消されます。

1

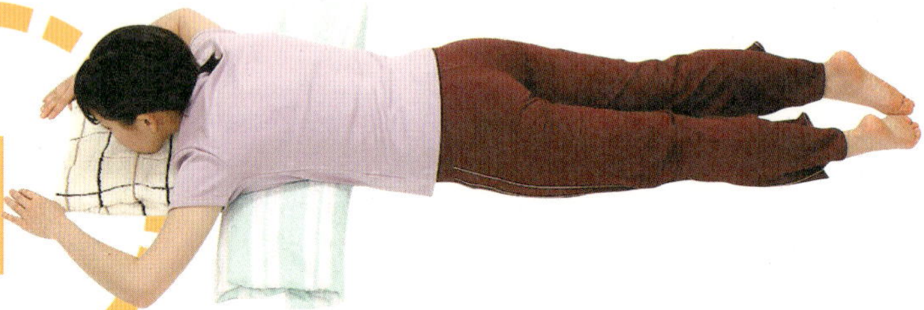

あごと胸の下にタオルをおきます。うつぶせになり、息を大きく**吸い**ます。

2

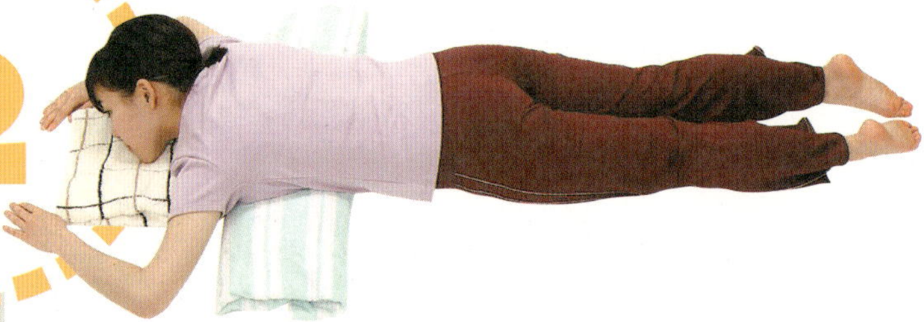

息を大きく**吐き**ながら、あごを支点に顔を右側に向け、**3回**大きく**深呼吸**をします。顔を左側に向け、同じく**深呼吸**を**3回**します。

3

仰向けになり、首の上のへこんだところを、**3回**大きく**深呼吸**をしながら親指で押します。

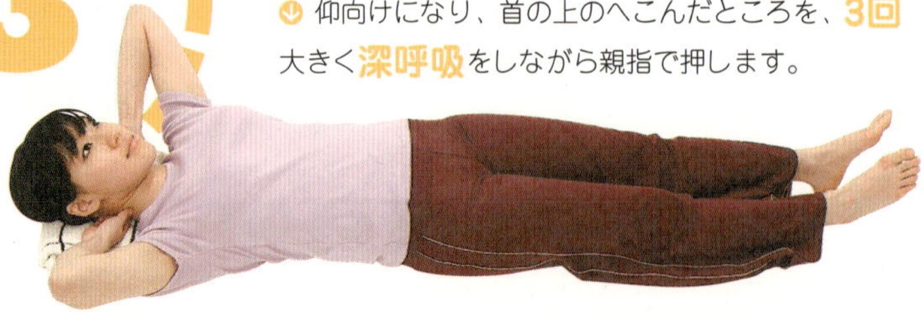

4

仰向けになり、首のつけ根の下に丸めたタオルを入れます。このとき、大きく息を**吸い**ます。

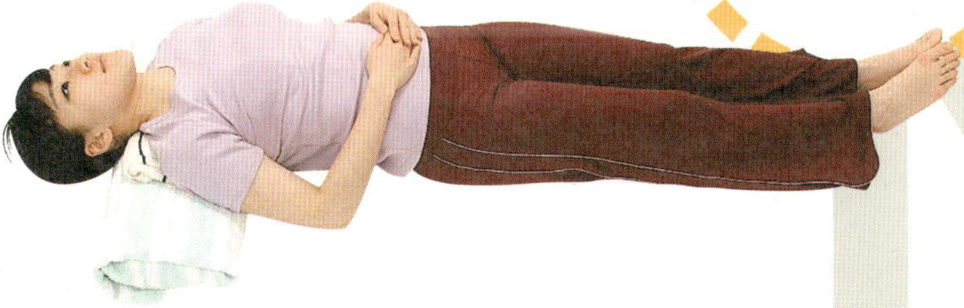

5

大きく息を**吐き**ながら右を向き、大きく**深呼吸**を**3回**します。左も同じように行います。

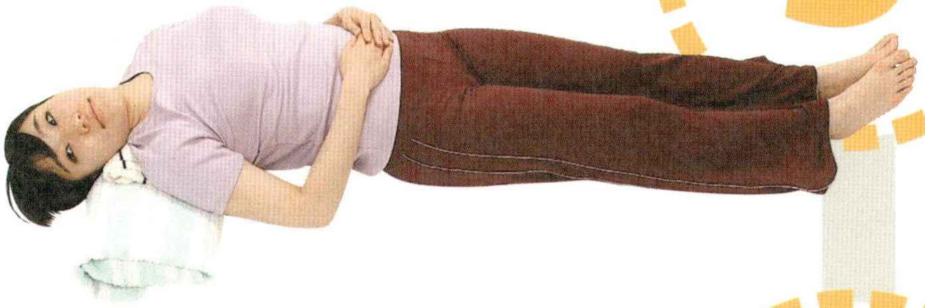

6

左側に向きます。頭より腕がうしろにくるように左手を上に上げ、左足を前に直角にだし、**3回**大きく**深呼吸**を行います。右側に向いて同じように行います。

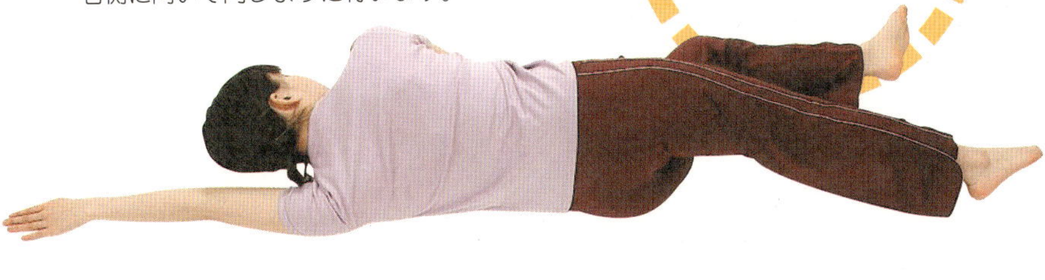

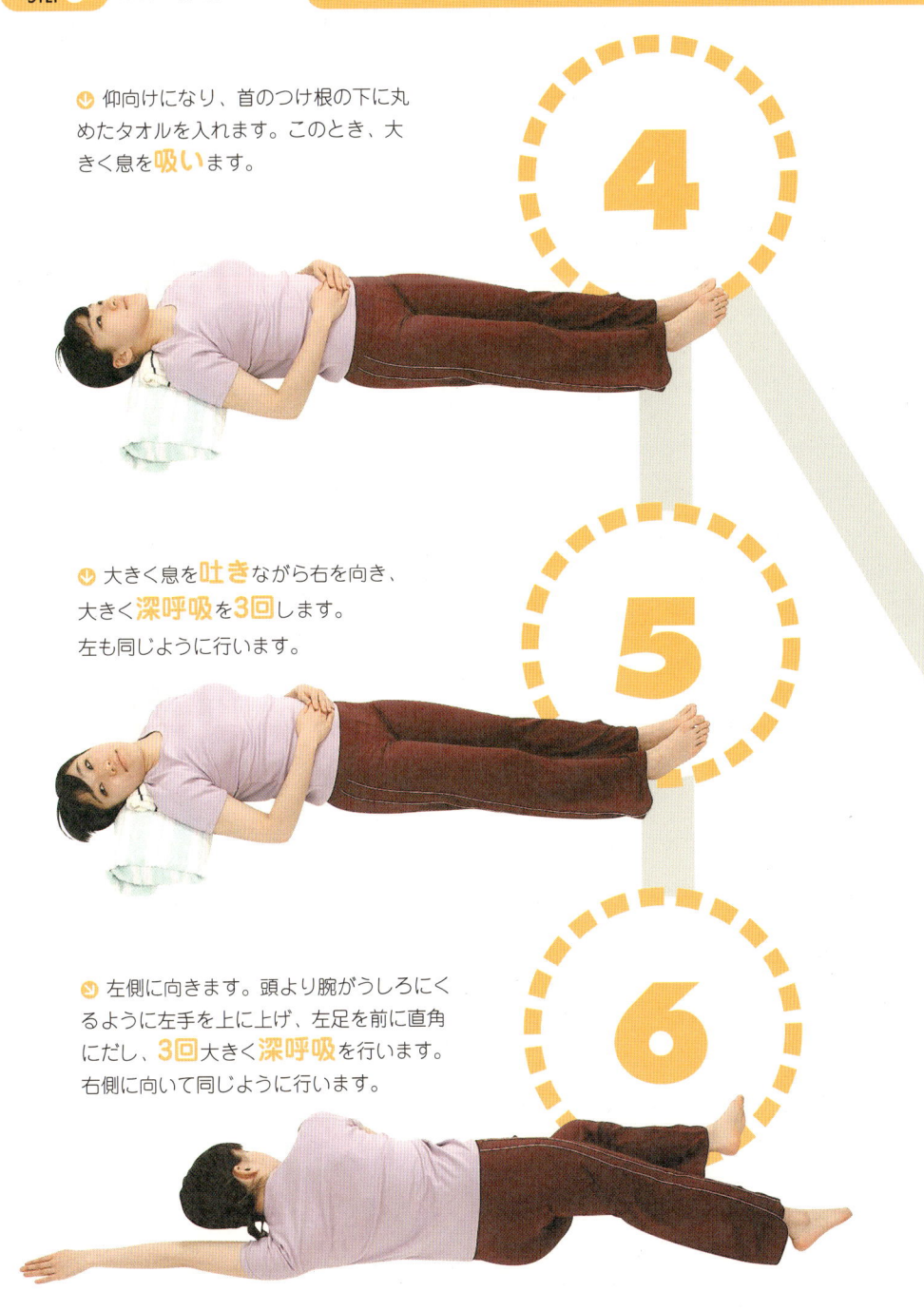

パートナーと「ふたりストレッチ」をやってみよう

ふだんはひとりでするストレッチだけど、たまにはパートナーに手伝ってもらったりパートナーにやってあげるのもいいのでは。よりからだが柔らかくなるのが実感できて、一緒に楽しめるね。

頭が痛い

チェックポイント

深呼吸はパートナーに「吸って～」「吐いて～」と声をかけてもらうとやりやすいかも。また、パートナーはやっている本人が痛くないか、確認しながらやろう。痛くなるまで行っても効果はありません。

1

仰向けになり、腰の下に丸めたバスタオルを入れ、息を吸いながら両手を上げます。

両手の手首を持ちます。

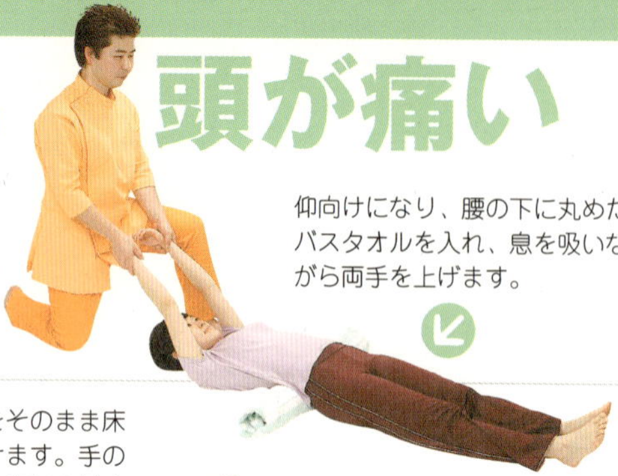

2

息を吐きながら、手を床に。力は入れないこと。

両手をそのまま床につけます。手のひらを床に向けるようにひねります。①～②を3回繰り返します。

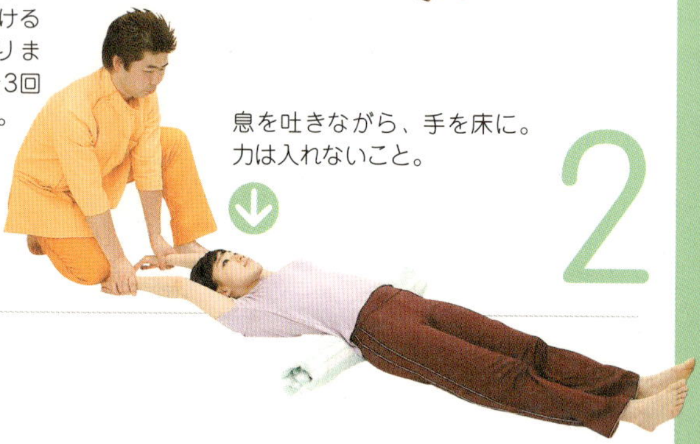

3

支えられているときに、深呼吸を3回します。

首の下に手を入れ、首のつけ根を両手で支えます。

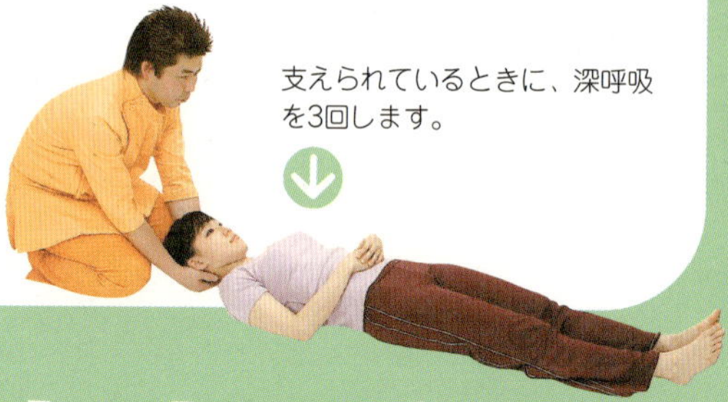

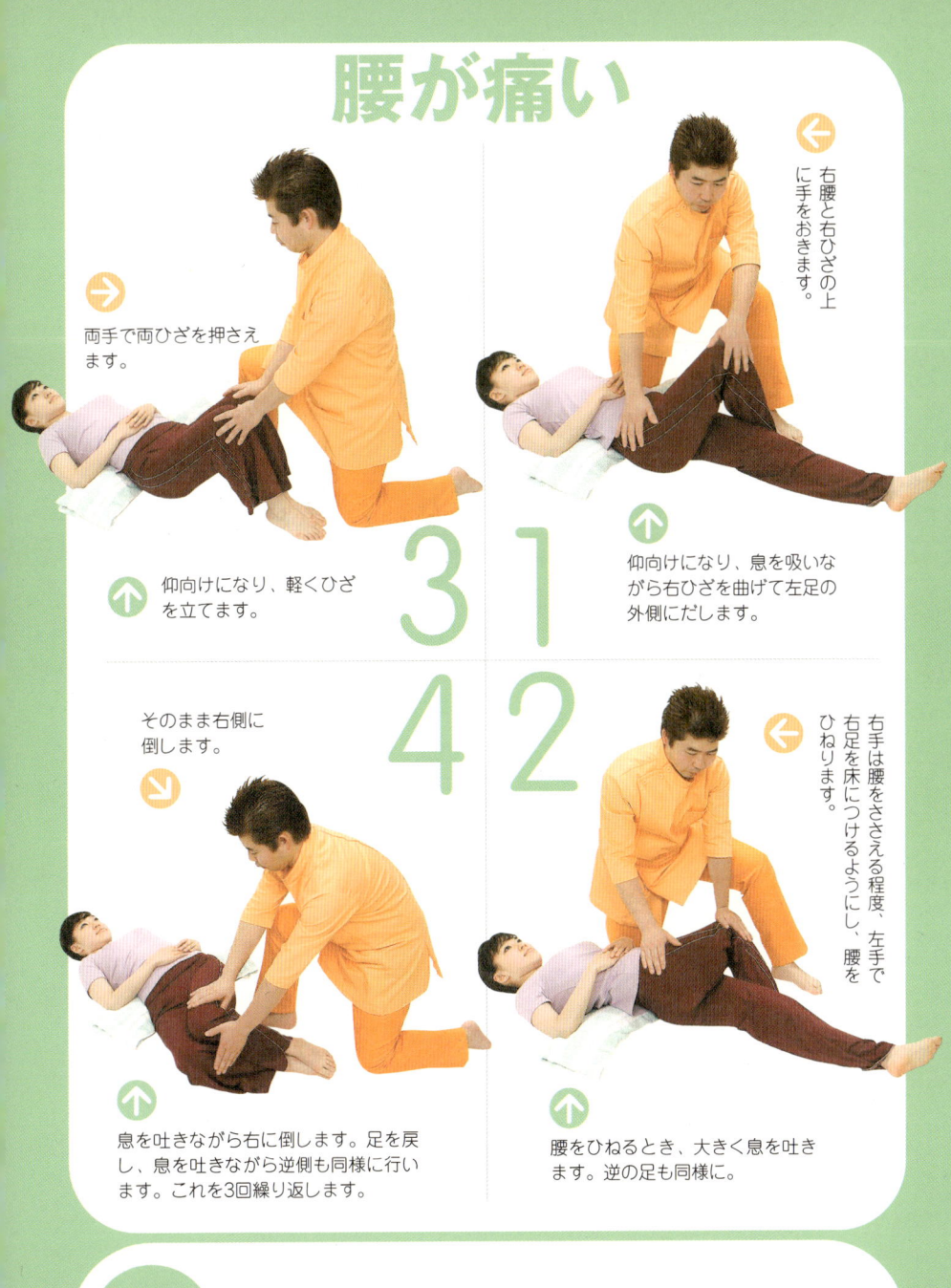

腰が痛い

1

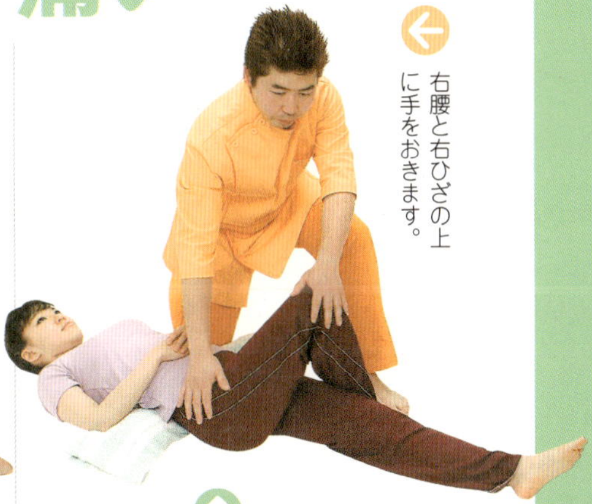

右腰と右ひざの上に手をおきます。

仰向けになり、息を吸いながら右ひざを曲げて左足の外側にだします。

2

右手は腰をささえる程度、左手で右足を床につけるようにし、腰をひねります。

腰をひねるとき、大きく息を吐きます。逆の足も同様に。

3

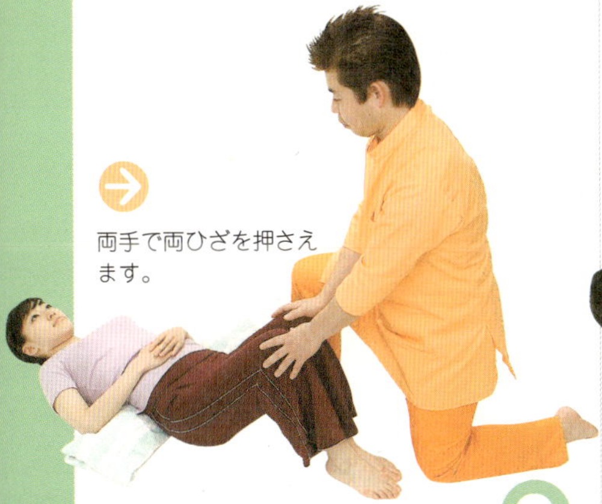

両手で両ひざを押さえます。

仰向けになり、軽くひざを立てます。

4

そのまま右側に倒します。

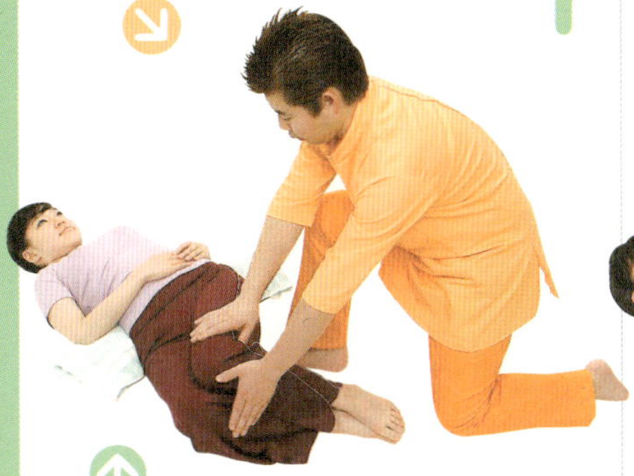

息を吐きながら右に倒します。足を戻し、息を吐きながら逆側も同様に行います。これを3回繰り返します。

チェックポイント

腰の下にタオルをおくことで骨盤が正しい位置に戻ります。骨盤のゆがみを正すことで、腰への負担が軽くなります。呼吸法を組み合わせることで骨格が動きやすくなります。

肩がこる

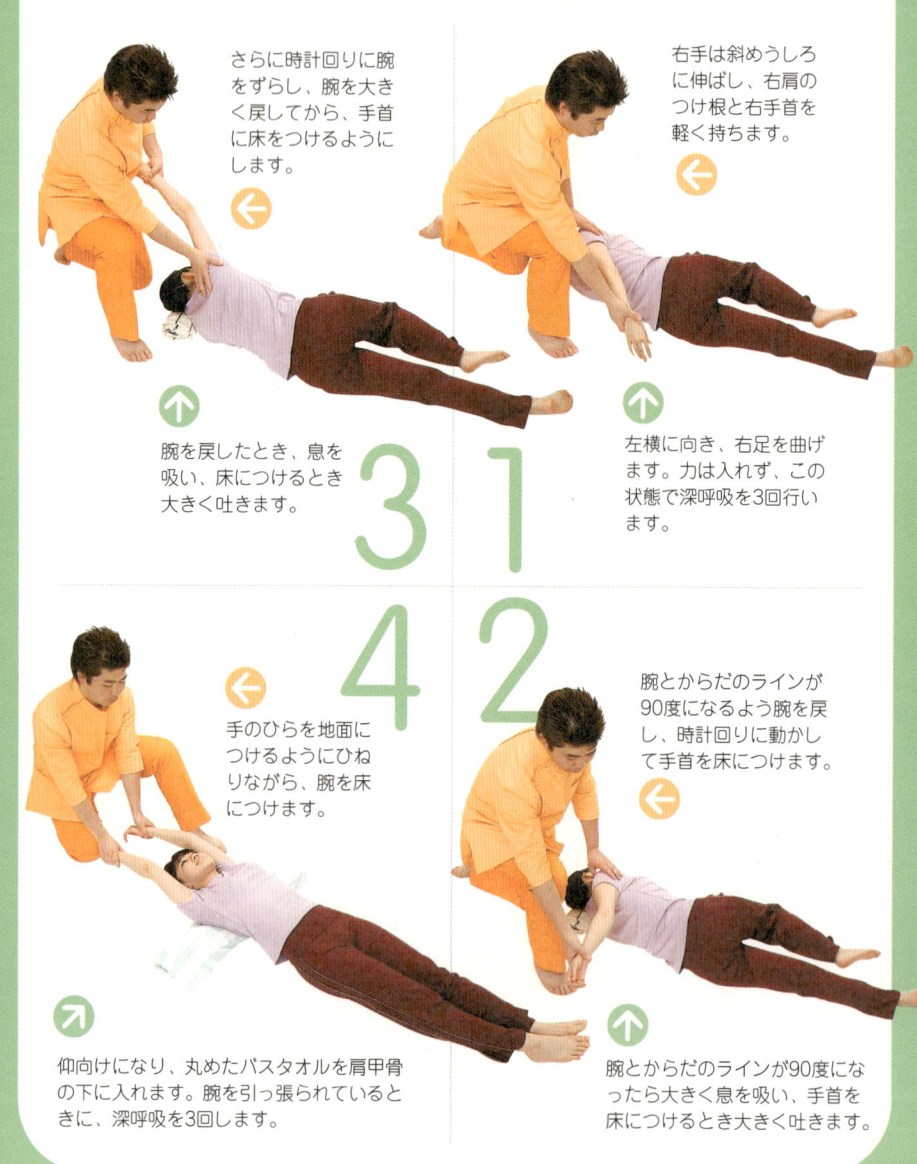

1

右手は斜めうしろに伸ばし、右肩のつけ根と右手首を軽く持ちます。

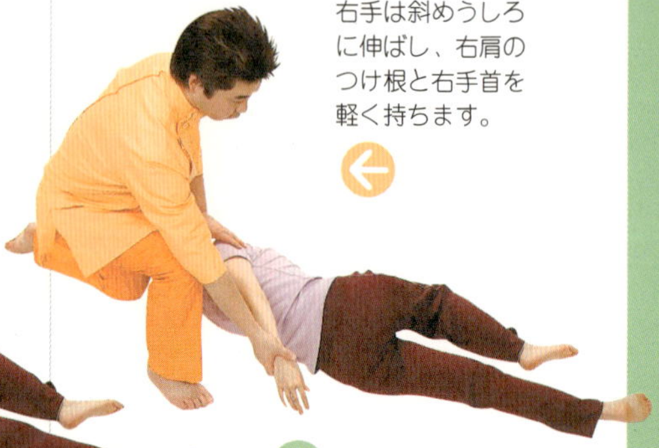

左横に向き、右足を曲げます。力は入れず、この状態で深呼吸を3回行います。

2

腕とからだのラインが90度になるよう腕を戻し、時計回りに動かして手首を床につけます。

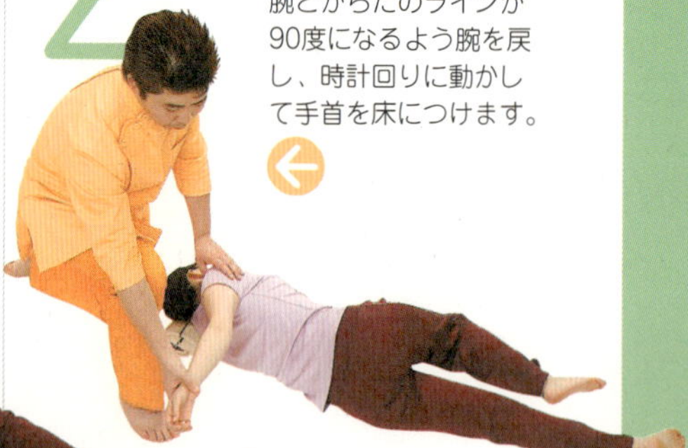

腕とからだのラインが90度になったら大きく息を吸い、手首を床につけるとき大きく吐きます。

3

さらに時計回りに腕をずらし、腕を大きく戻してから、手首に床をつけるようにします。

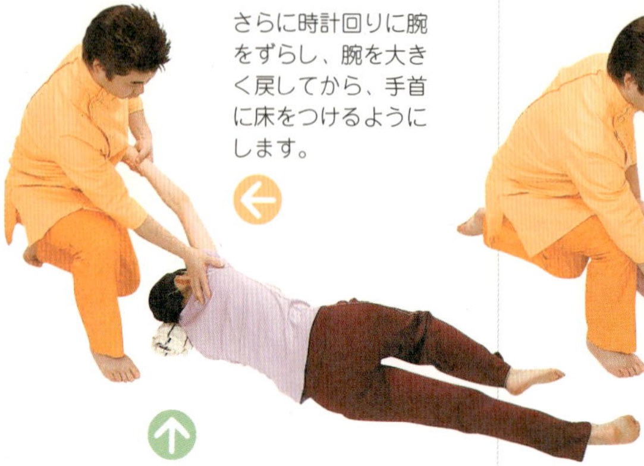

腕を戻したとき、息を吸い、床につけるとき大きく吐きます。

4

手のひらを地面につけるようにひねりながら、腕を床につけます。

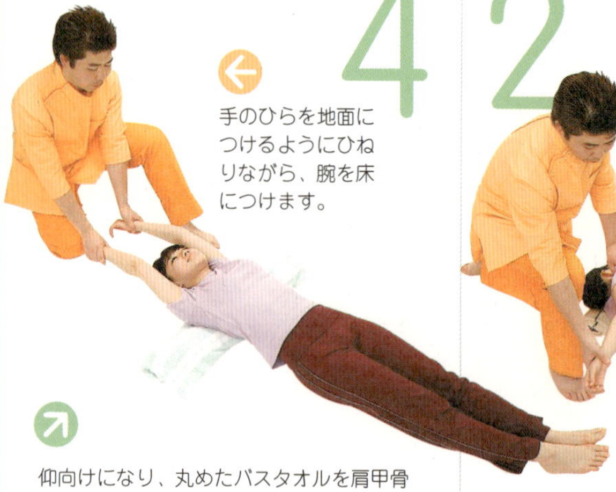

仰向けになり、丸めたバスタオルを肩甲骨の下に入れます。腕を引っ張られているときに、深呼吸を3回します。

チェックポイント

肩の柔軟性をさらにつけるには、腕を動かす際、なるべく、大きく戻してから（腕とからだのラインが90度になるようなイメージで）行うとよいでしょう。腕をあげるとき「吸って～」、下げるとき「吐いて～」と自分のタイミングで声をかけてもらうとさらに効果的。

疲れがとれない

1

仰向けになり、腰や背中の下に丸めたバスタオルを入れ、息を吸いながら両手を上げます。

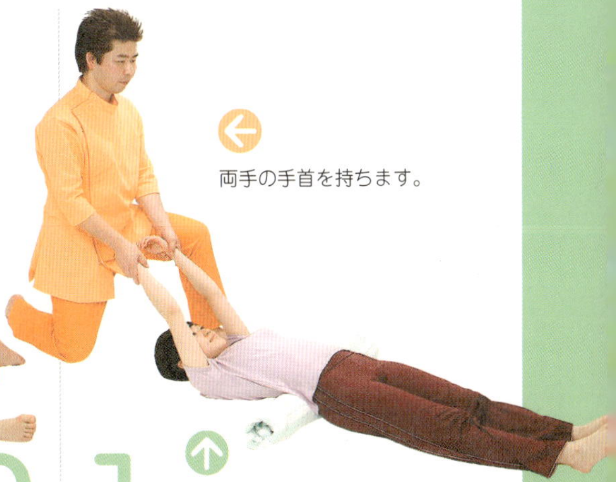

両手の手首を持ちます。

2

息を吐きながら、手を床につけるようにひねります。力は入れないこと。息を吐ききったら、息を吸いながら両手を戻します。これを3回繰り返します。

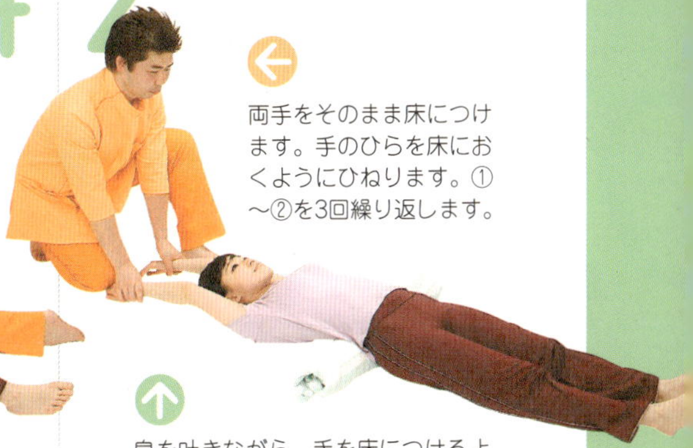

両手をそのまま床につけます。手のひらを床におくようにひねります。①～②を3回繰り返します。

3

両手を戻し、息を吸いながら左ひざを曲げます。

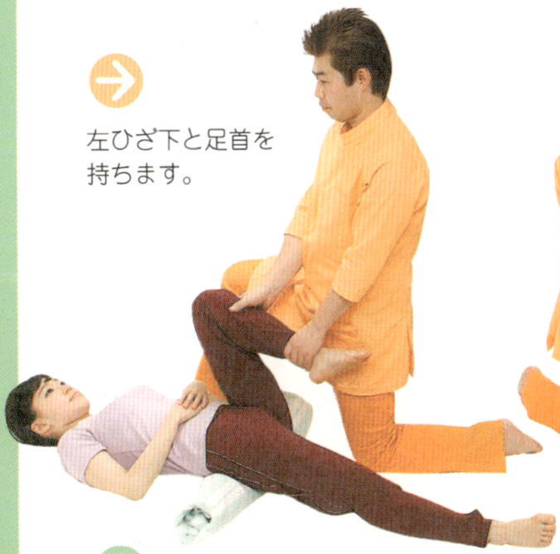

左ひざ下と足首を持ちます。

4

両手でひざを抱え、息を吐きながらひざが胸につくようにします。息を吐ききったら左右交互に3回繰り返します。

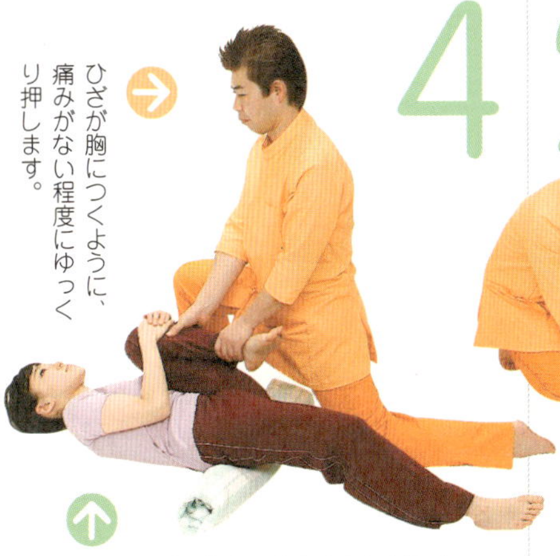

ひざが胸につくように、痛みがない程度にゆっくり押します。

チェックポイント

肩や腰、股関節を動かすことで、全身のリンパの循環がよくなり、疲れをとりのぞいてくれます。

生理痛がひどい

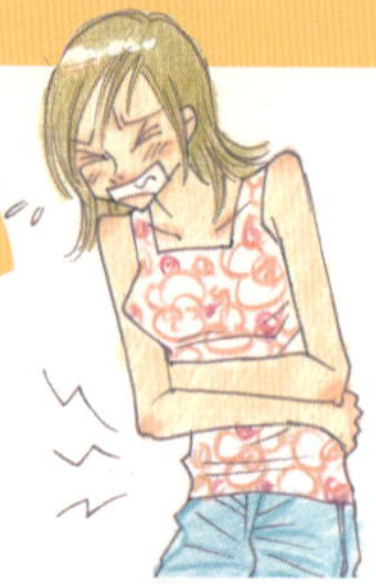

ゆがんだ骨盤を正し（閉じ）、周囲の関節に柔軟性をもたせることで、血行がよくなり、冷え性まで改善。

1

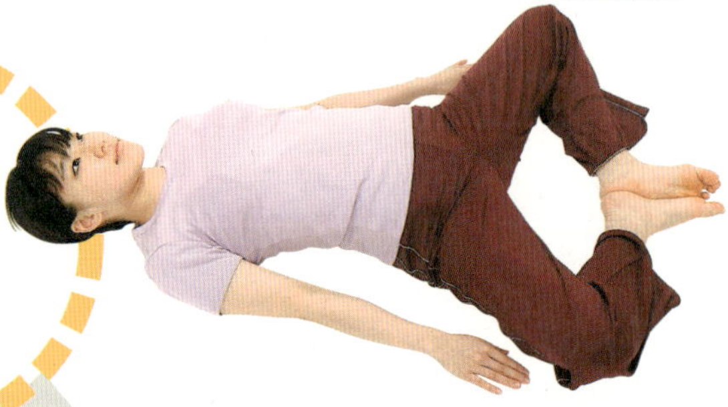

仰向けになります。息を大きく**吸い**ながら足を開いて曲げ、両足の裏をつけます。

3

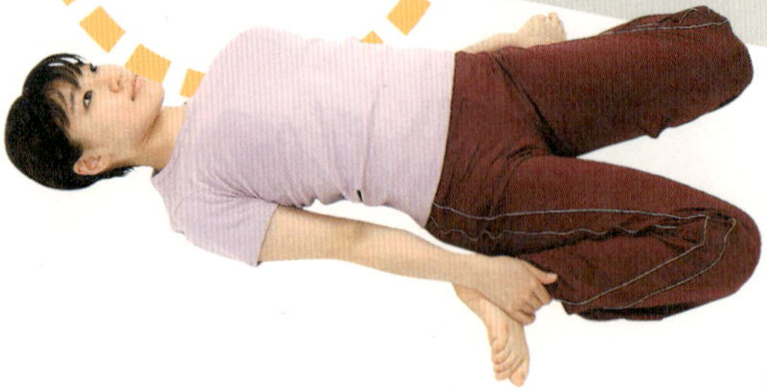

2

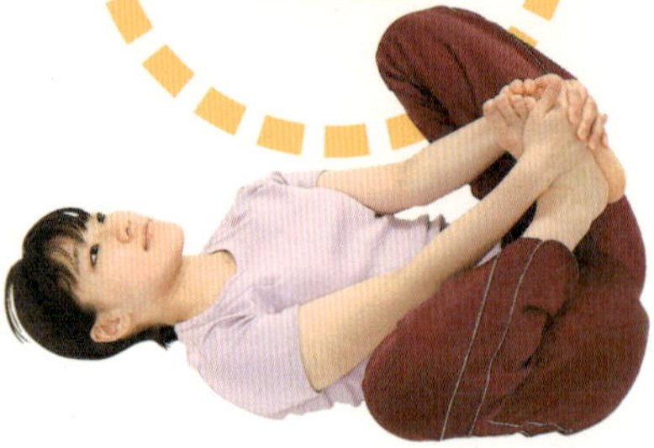

足をゆっくりくずし、両ひざを外側に曲げます。この姿勢で**3回**大きく**深呼吸**をします。

息を**吐き**ながら開いたままの足を両手で持ち上げ、大きく**深呼吸**を**3回**します。

4

姿勢を戻し、腰の下に丸めたバスタオルを入れます。ゆっくり息を**吸い**ながら両足を曲げます。

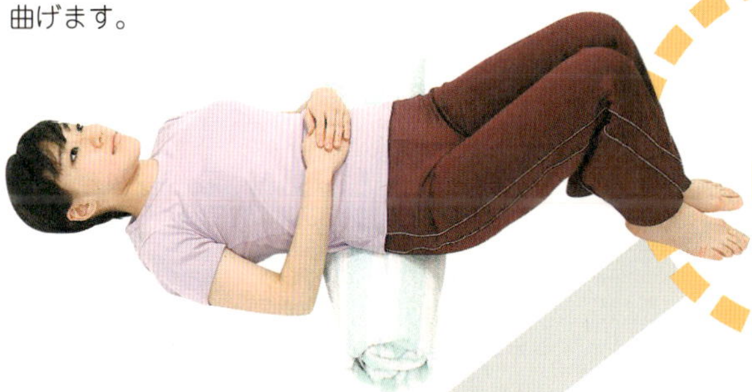

5

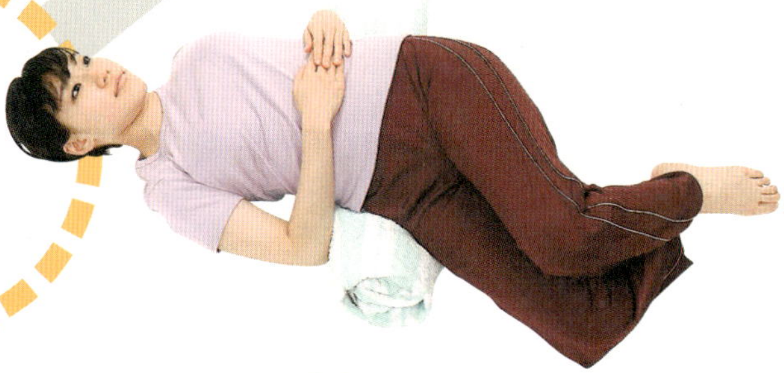

ゆっくり息を**吐き**ながら、両ひざを右に倒します。

6

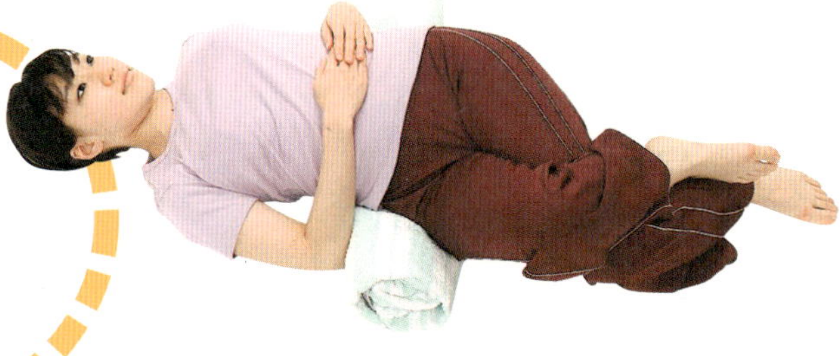

ゆっくり息を**吸い**ながら、右足を左足にのせます。
この姿勢で**3回**大きく**深呼吸**をします。
ゆっくり姿勢を戻し、⑤～⑥をもう逆側、逆の足でも行います。

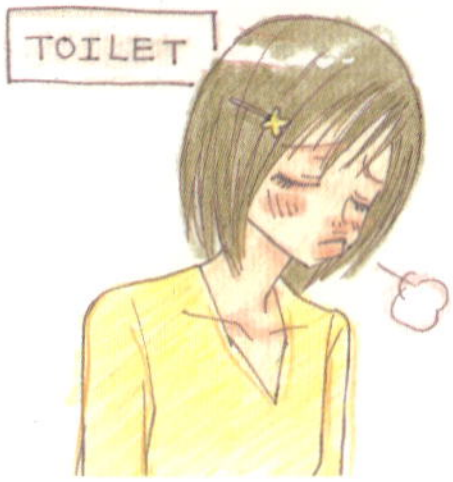

便秘がち

骨盤や腰のゆがみを解消し、関節の動く
範囲を広げることで血行がよくなり、
冷え性や運動不足とともに便秘も解消！

1

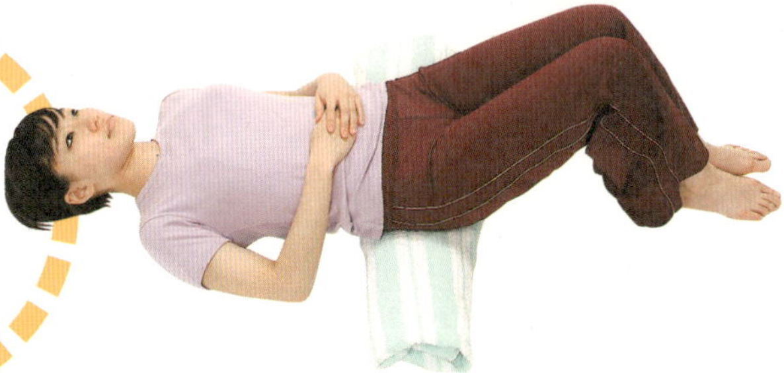

仰向けになり、腰に丸めたバスタオルを入れます。
ゆっくり息を**吸い**ながら両ひざを立てます。

2

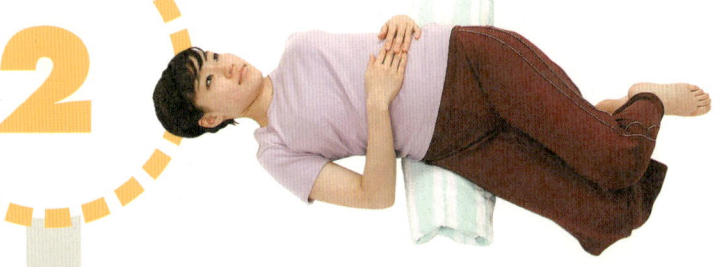

息をゆっくり**吐き**ながら、両ひざを右側に倒します。

3

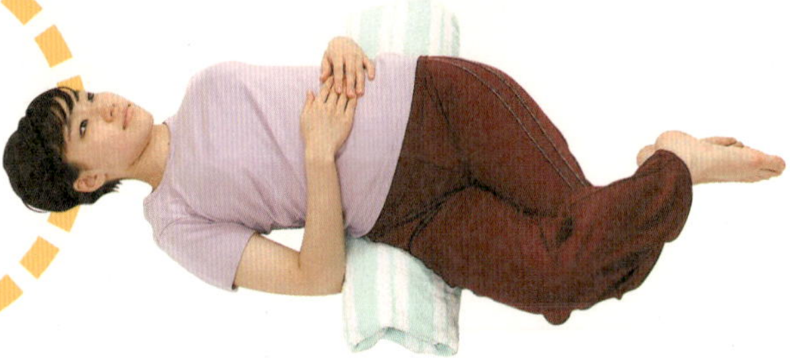

ゆっくり息を**吸い**ながら、右足を左足にのせ息を**吐き**ます。この姿勢で**3回**大きく**深呼吸**をします。姿勢をゆっくり戻し、逆側、逆の足でも行います。

5

大きく息を**吐き**ながら、左足を胸につけるようにします。この状態で、**3回**大きく**深呼吸**をします。足を元に戻し、右足にかえて④〜⑤を行います。

4

足をまっすぐに戻します。
左足を曲げ、大きく息を**吸い**ながら、両手で抱えます。

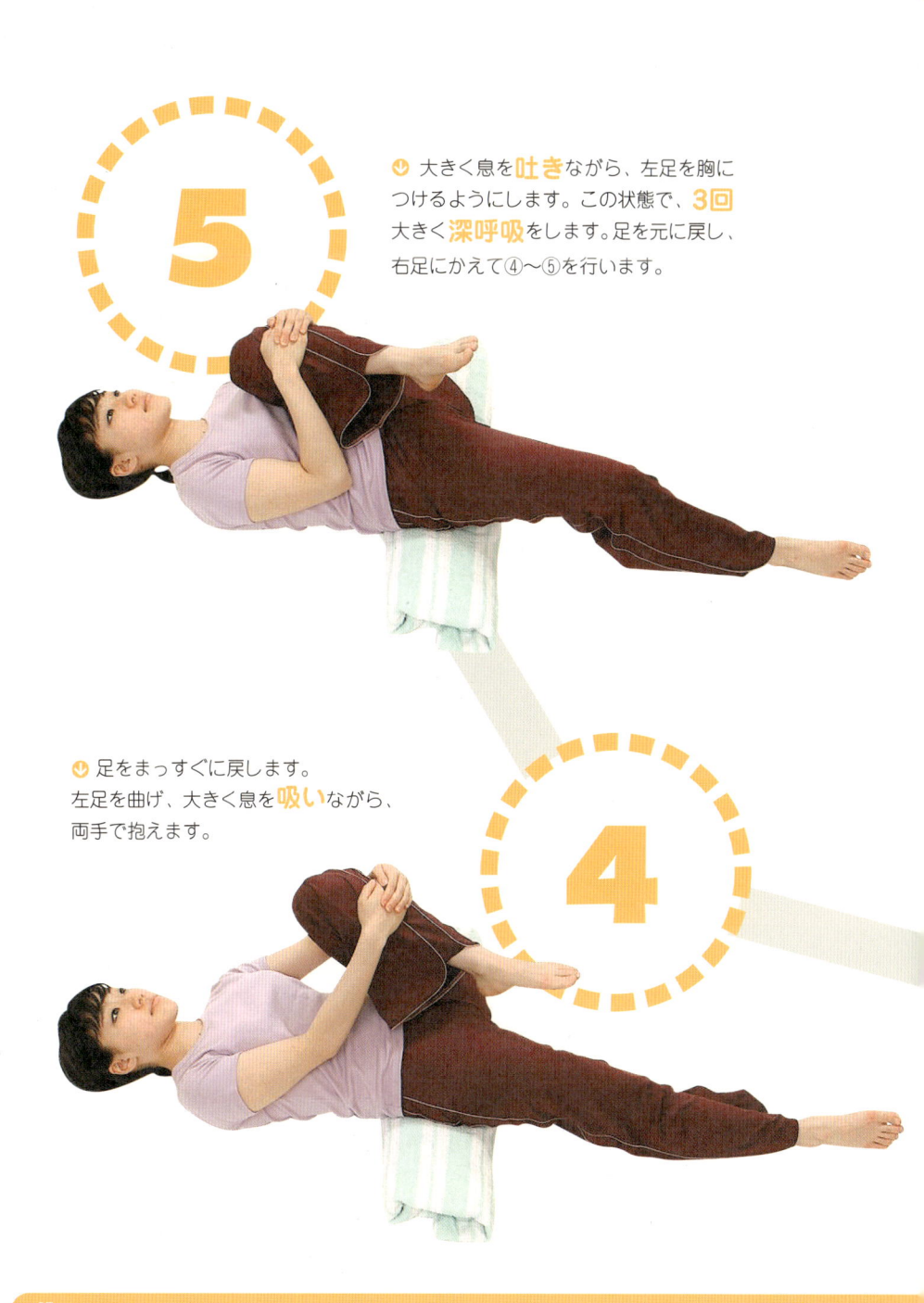

からだが冷える

腰や骨盤、背中、肩など全身の関節のサビをとり、
柔軟性を高め、からだを芯から温かく。

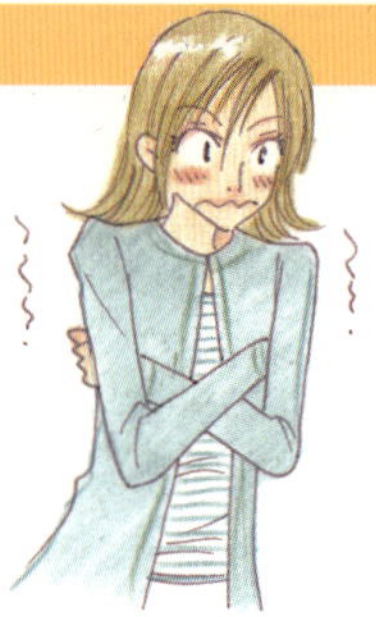

1

肩甲骨の下に丸めたバスタオルをおき、仰向けになります。おなかに手をあて、**3回**ゆっくり**深呼吸**をします。そのあと、ゆっくり息を**吸い**ます。

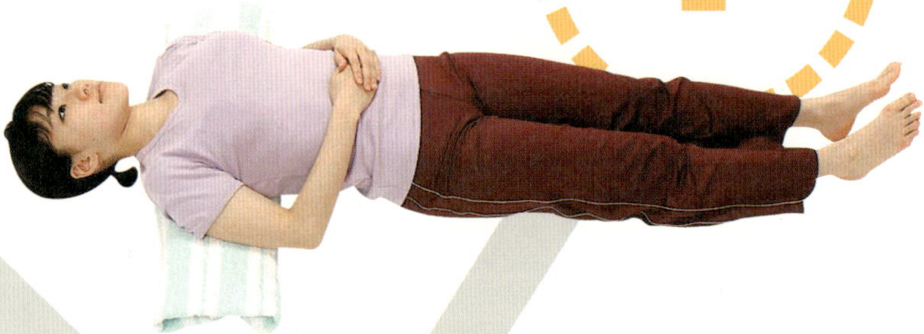

2

ゆっくり息を**吐き**ながら、両手を手のひらが床につくように上に伸ばします。この状態で大きく**3回深呼吸**をします。

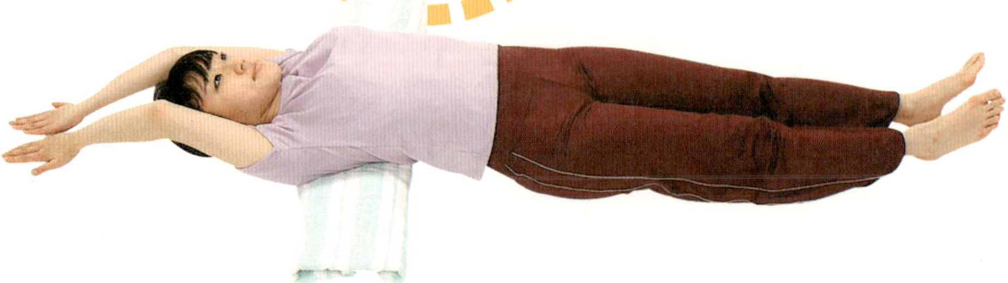

3

丸めたバスタオルを腰に移動し、大きく息を吸いながら両ひざを立てます。

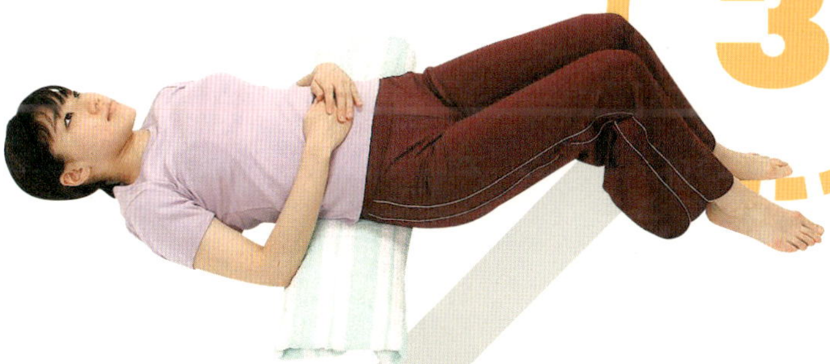

息を大きく吐きながら、右側に倒します。

4

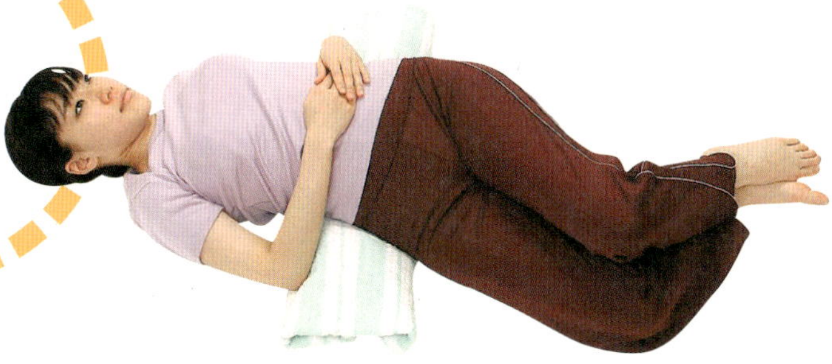

5

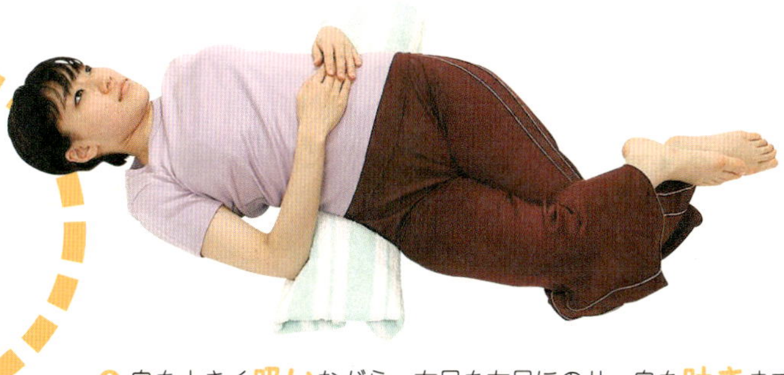

息を大きく吸いながら、右足を左足にのせ、息を吐きます。
この状態のまま、大きく3回深呼吸をします。
ゆっくり③に戻し、④〜⑤をもう片方の足で行います。

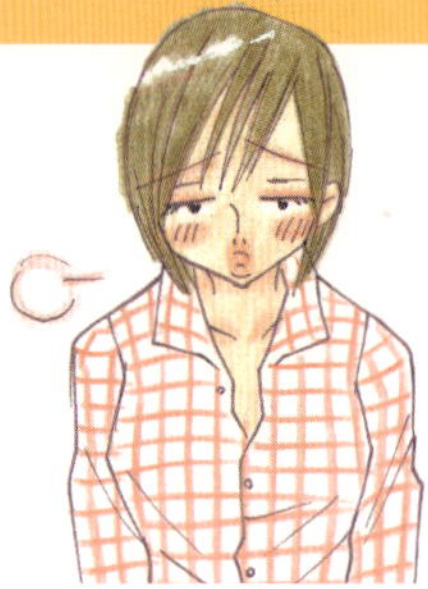

疲れがなかなかとれない

骨盤や肩や腰のサビつきとゆがみを正すことで
疲れを残さないからだに大変身！

1

腰の下に丸めたバスタオルをおき、ゆっくり息を**吸い**ながら両ひざを曲げます。

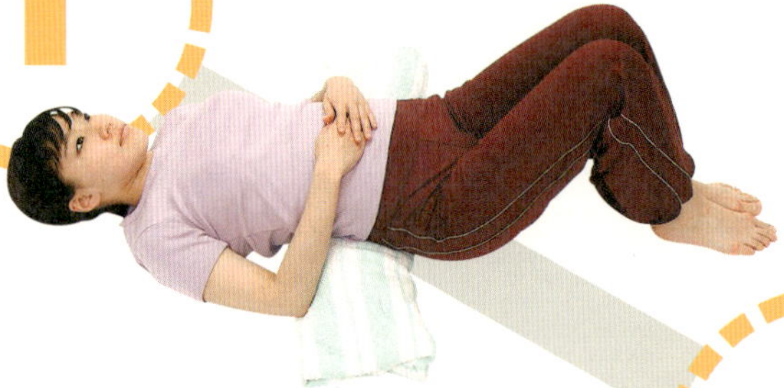

2

息を大きく**吐き**ながら、右側に倒します。

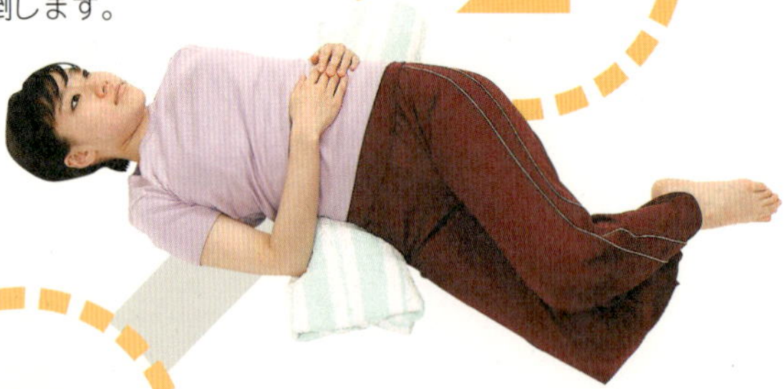

3

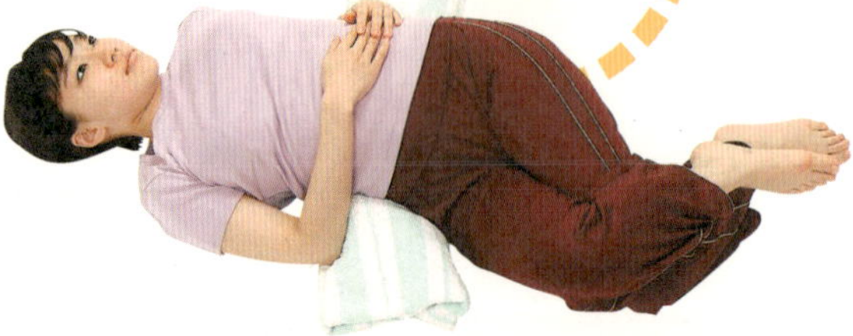

息を**吸い**、大きく**吐き**ながら、右足を左足にのせます。この状態のまま、大きく**3回深呼吸**をします。
状態を①に戻し、向きと足をかえて②〜③を行います。

4

うつぶせになり、あごの下にタオルを入れます。大きく息を**吸い**ながら、右足を左足の上にクロスさせます。

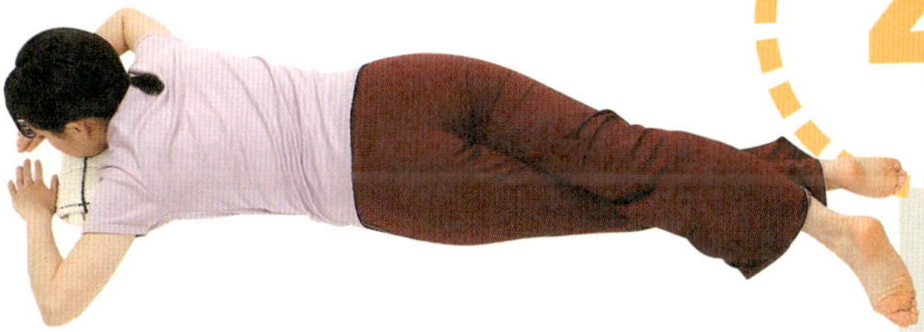

5

大きく息を**吐き**ながら、右ひざを直角に曲げます。この状態で**3回**ゆっくりと**深呼吸**をします。足を左足にかえて、④〜⑤を行います。

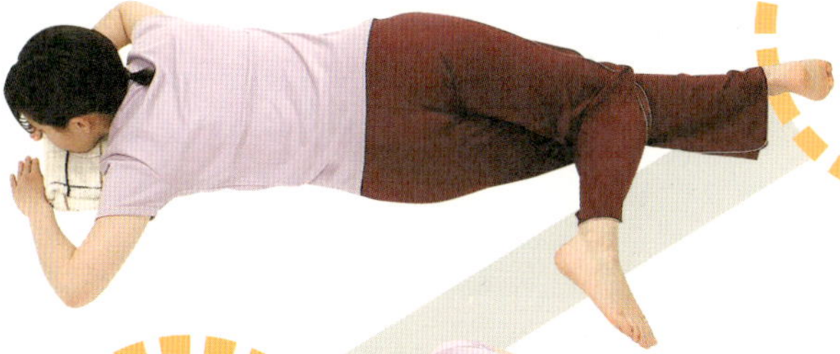

6

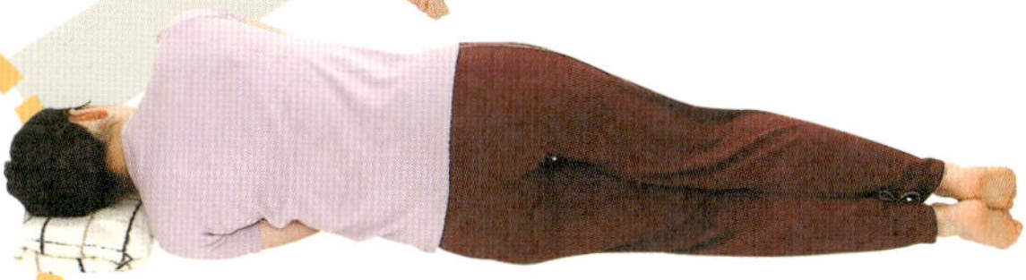

左横向きになり、息を**吸い**ます。

7

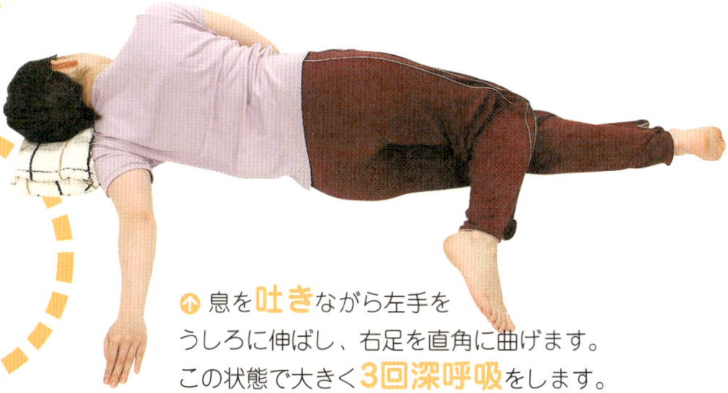

息を**吐き**ながら左手をうしろに伸ばし、右足を直角に曲げます。この状態で大きく**3回深呼吸**をします。右に向きをかえ、もう片方の手足にかえて行います。

なかなか眠れない

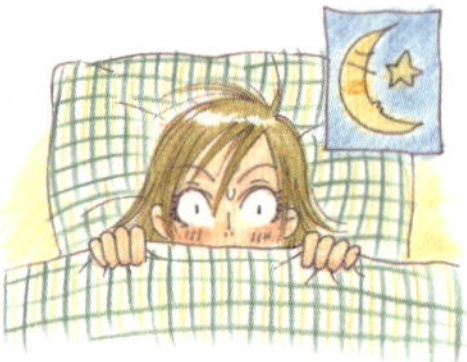

首の関節と腰、骨盤の関節のゆがみを正し、関節のサビつきをとりのぞき、自律神経を働かせます。

手の位置はこんな感じで。

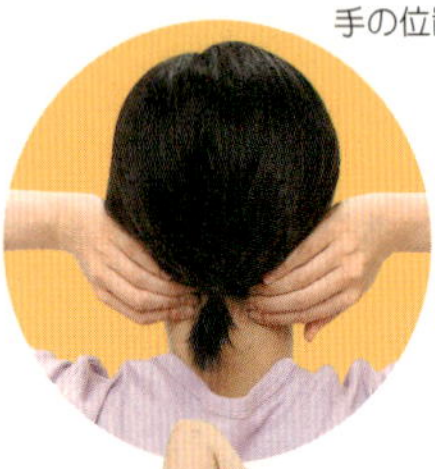

1

頭の下に丸めたバスタオルを入れます。後頭部のつけ根を人さし指、中指、くすり指で押さえます。この状態で、大きく**3回深呼吸**をします。

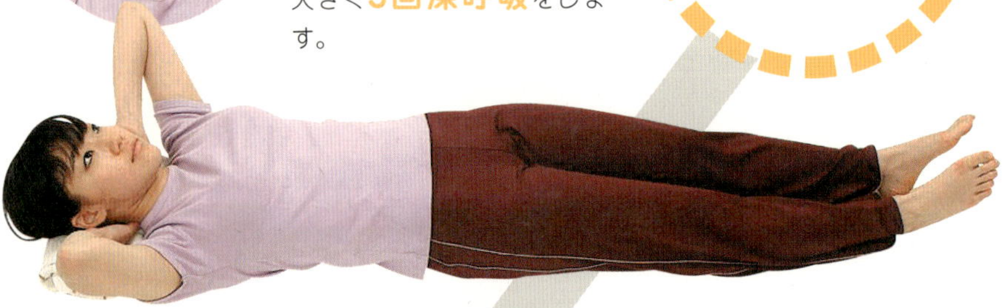

2

ゆっくり息を**吸い**ながら両足を曲げて、両手で抱えます。

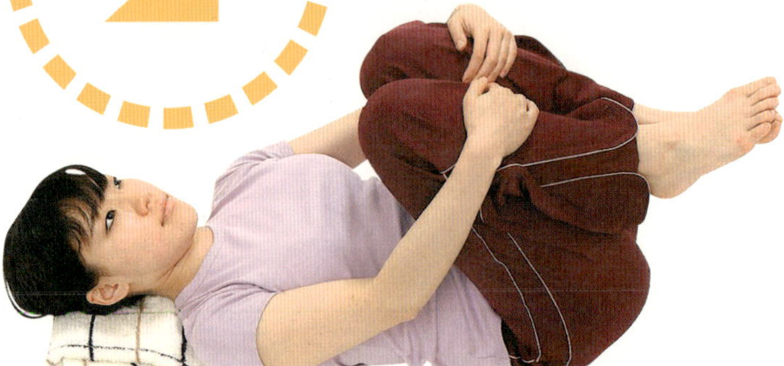

4

そのまま足をおろし、足の裏をつけます。この状態で大きく**3回深呼吸**をします。

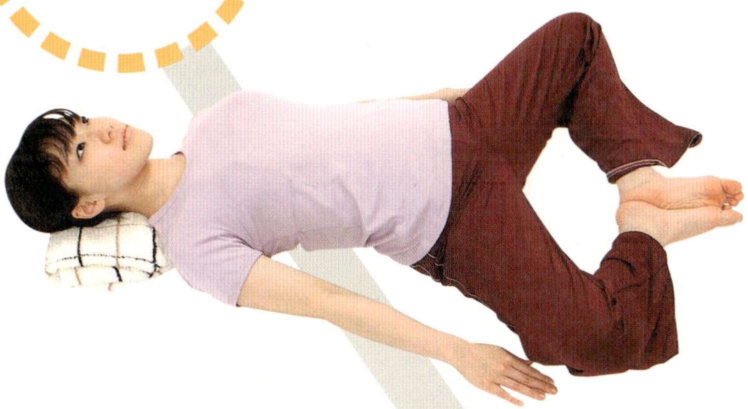

3

ゆっくり息を**吐き**ながらひざを外にだし、足の裏をつけ、両手で抱えます。ゆっくり**3回深呼吸**をします。

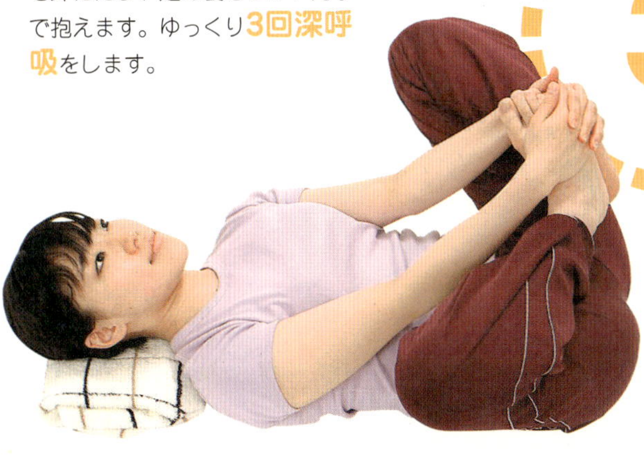

朝起きられない、目覚めが悪い

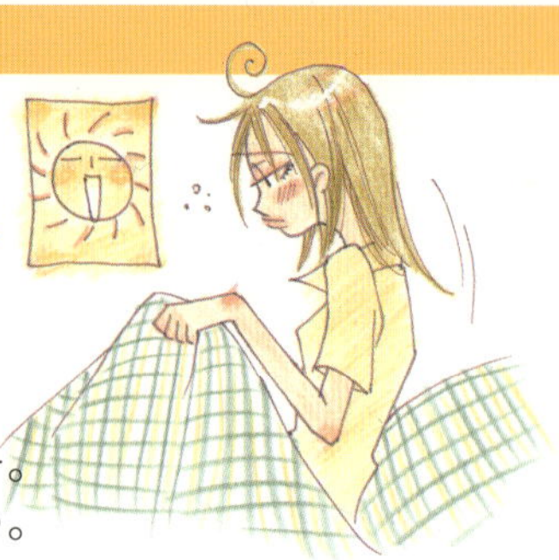

肩や背中、腰、骨盤のこわばりをほぐすストレッチ。
ゆっくり関節を動かし、体内時計を調整しましょう。

1

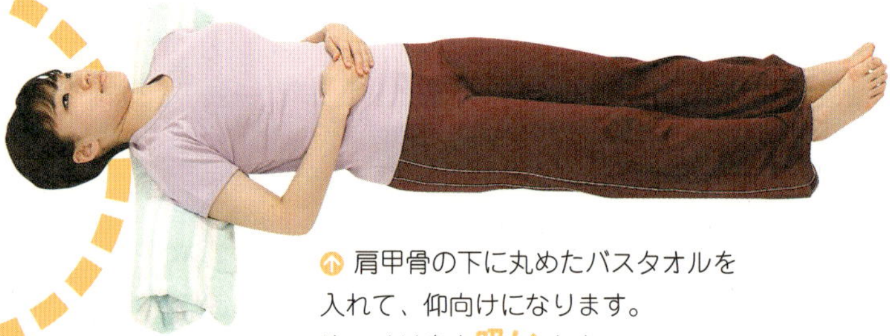

肩甲骨の下に丸めたバスタオルを入れて、仰向けになります。
ゆっくり息を**吸い**ます。

2

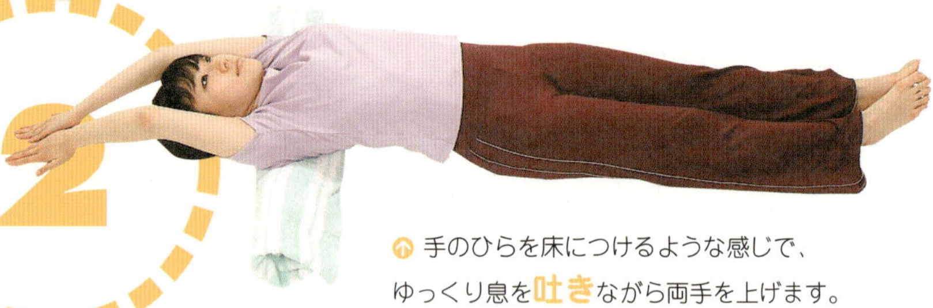

手のひらを床につけるような感じで、
ゆっくり息を**吐き**ながら両手を上げます。
この状態でゆっくり、**3回深呼吸**をします。

3

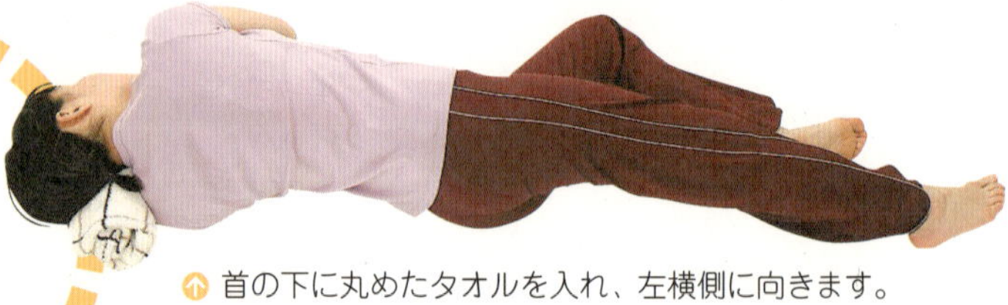

首の下に丸めたタオルを入れ、左横側に向きます。
息を**吸い**ながら左足を前にだし、ひざを曲げます。

5

仰向けになり、両足を外側に曲げます。この状態で大きく**深呼吸**を**3回**します。

ワンポイント

痛くなければ、ひざは閉じて。

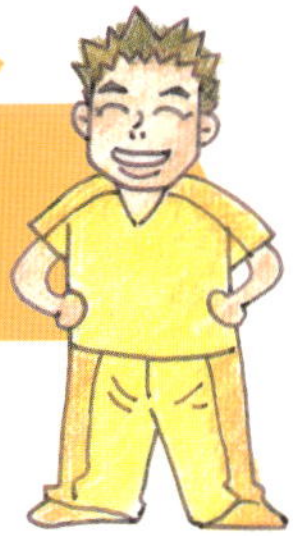

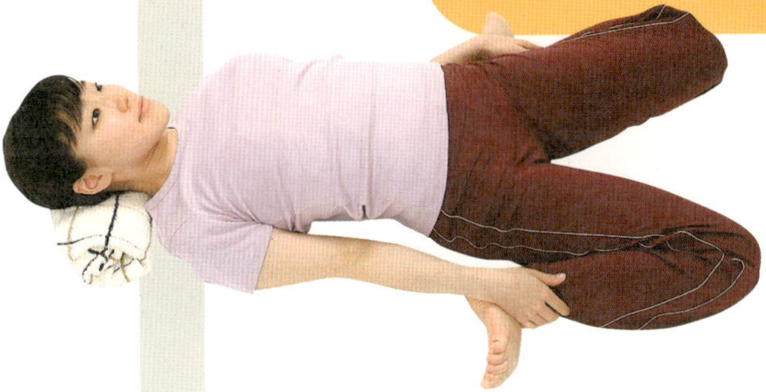

息を**吐き**ながら左手をうしろに伸ばし、右足を曲げます。
この状態で**3回**ゆっくり**深呼吸**をします。
足と手を元に戻し、右横向きにかえ、足と手を逆にして③〜④を行います。

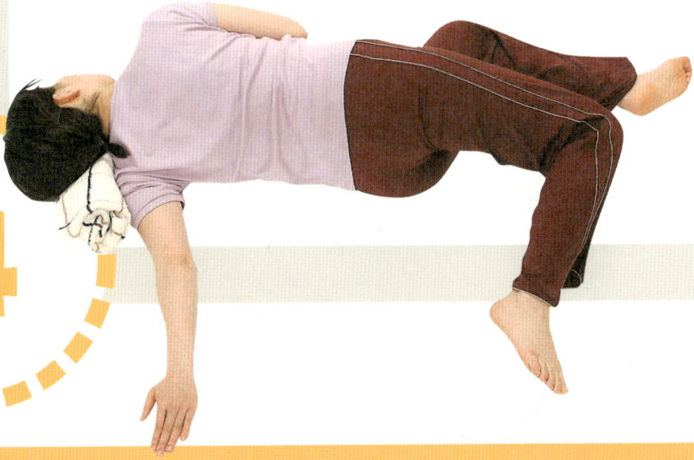

4

からだが固い

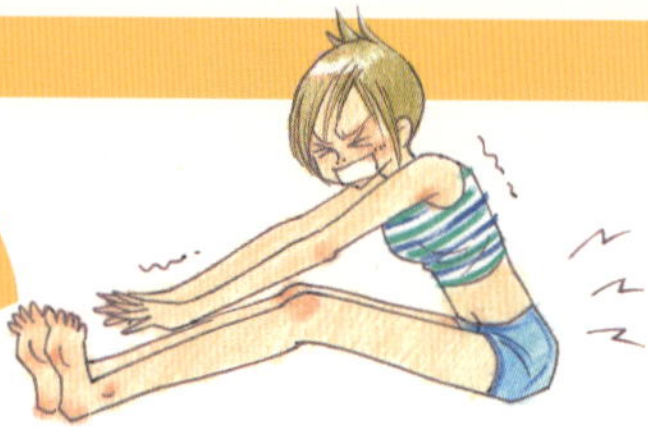

各関節のサビつきをとりのぞいて、
柔軟性をつけることで、からだが柔らかく！

1

頭の下に枕になるようにバスタオルをおき、左横向きになり、左足を前にだしてひざを曲げます。

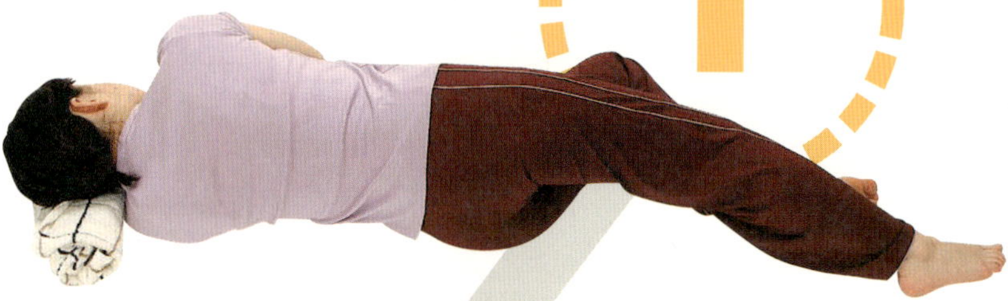

2

両手をうしろにだし、左手で右ひじをつかみ、右ひざを曲げます。この状態で**3回**ゆっくり**深呼吸**をします。状態をゆっくり元に戻し、右に向きをかえます。逆側も同じように行います。（足は楽な姿勢になるようにバランスをとりましょう）

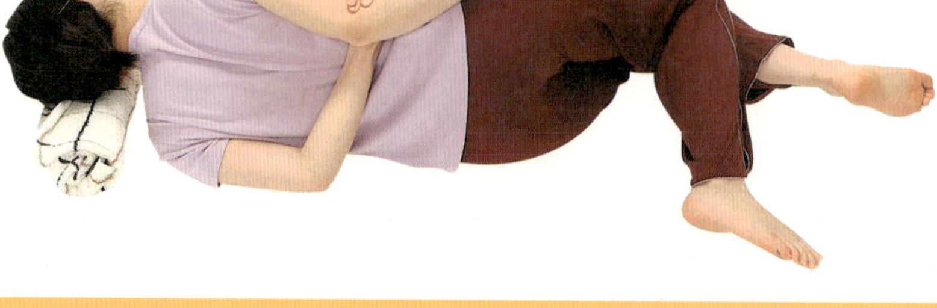

3

肩甲骨の下に丸めたバスタオルを入れて仰向けになります。
ゆっくり息を**吸い**ます。

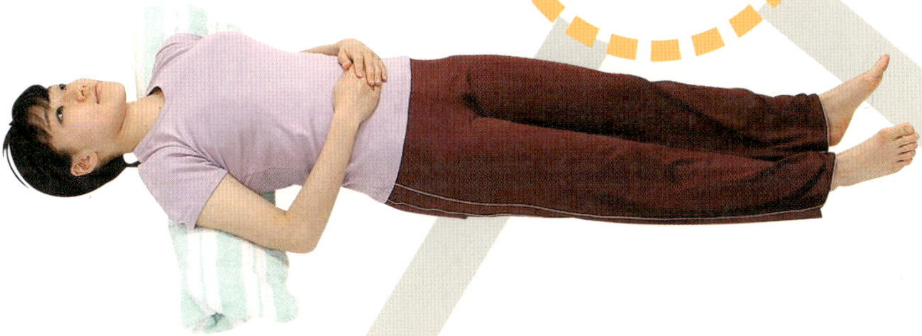

4

息を大きく**吐き**ながら、両手を手のひらが床につくようにまっすぐ上げます。
この状態で**3回**ゆっくり**深呼吸**をします。

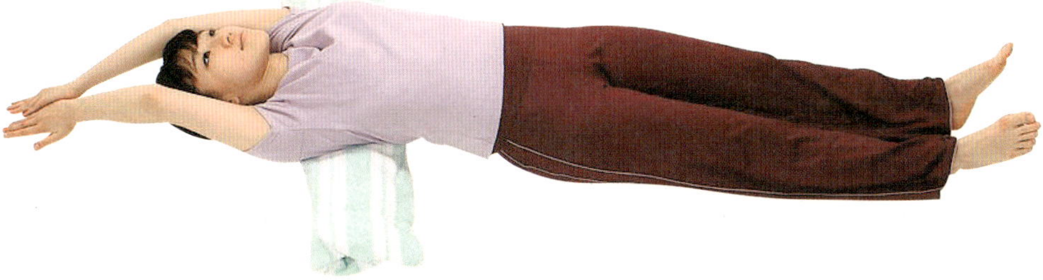

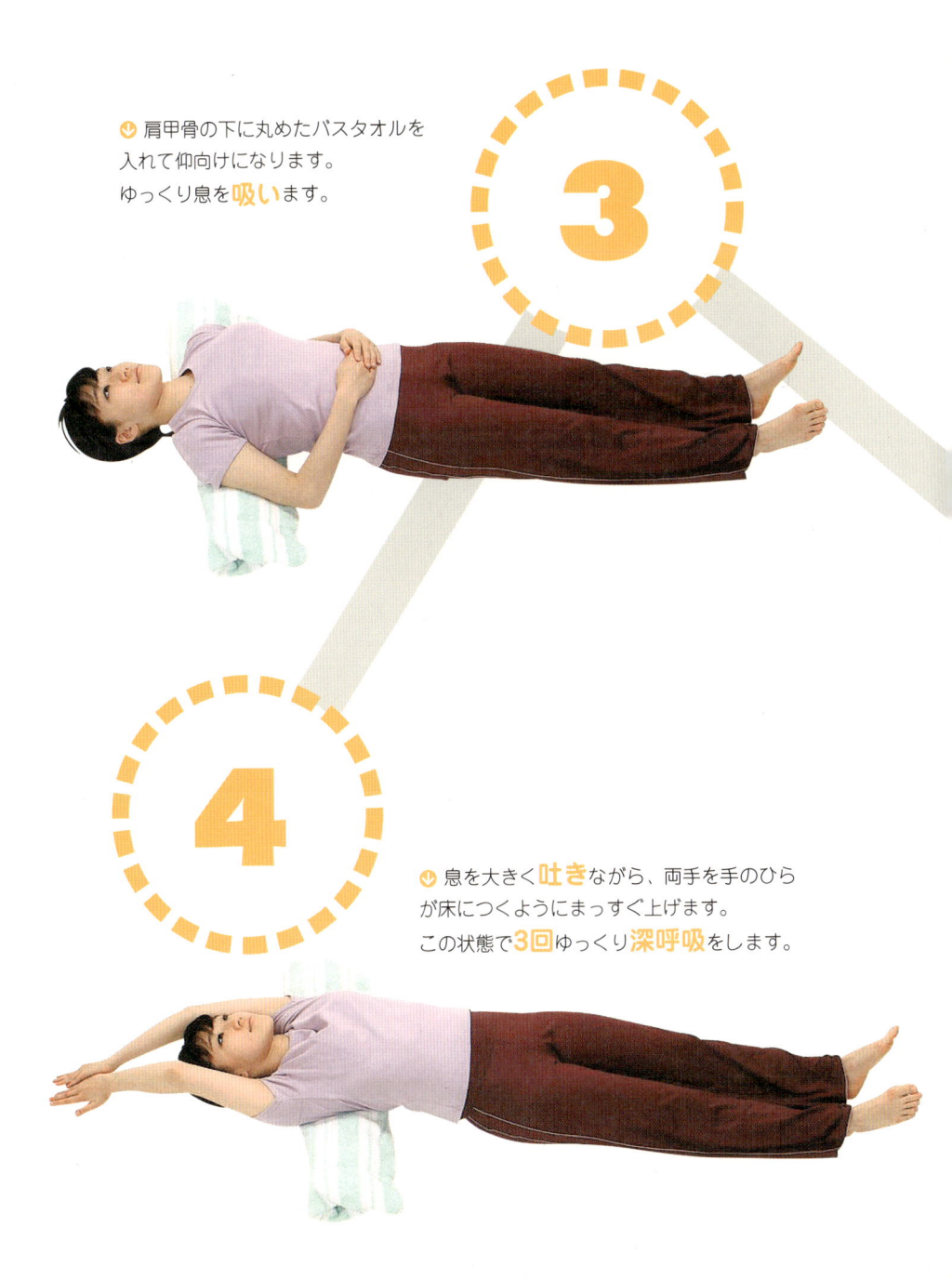

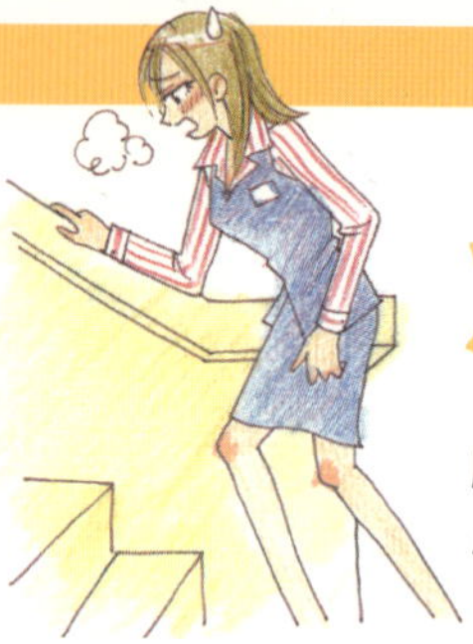

からだが重い

腰や骨盤、股関節を中心とした各関節のサビをとりのぞき、血行をよくすることで重かったからだが軽く！

1

丸めたバスタオルを背骨にそっておき、仰向けになります。息は大きく**吸い**ます。

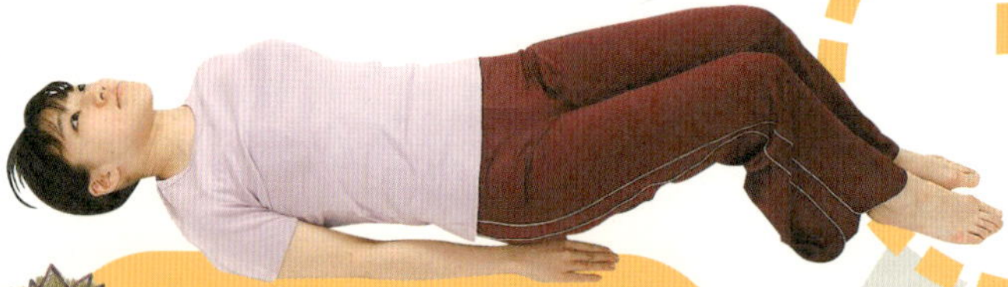

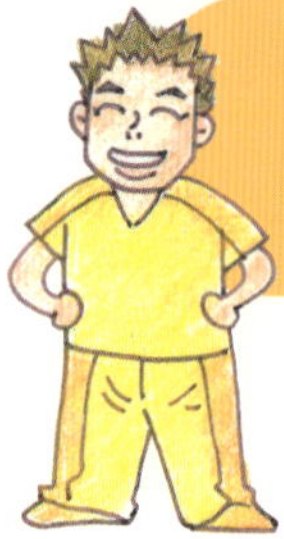

ワンポイント

丸めたバスタオルを背骨の下におくことで、からだのストレッチ効果がアップします。

2

息を大きく**吐き**ながら右手をまっすぐ上げ、左ひざを曲げます。この状態でゆっくり**深呼吸**を**3回**します。手と足を逆にして同様に行います。

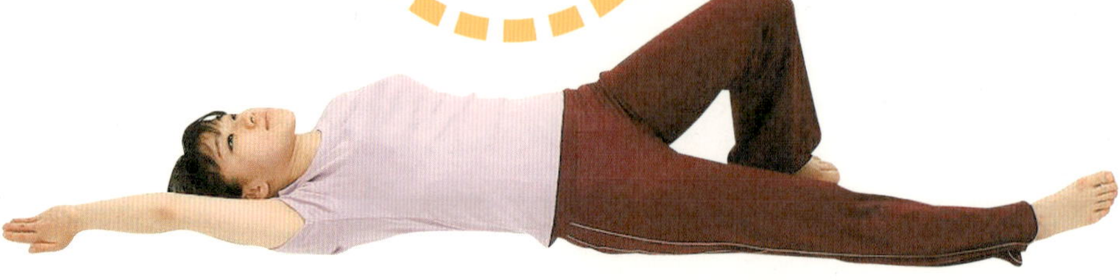

3

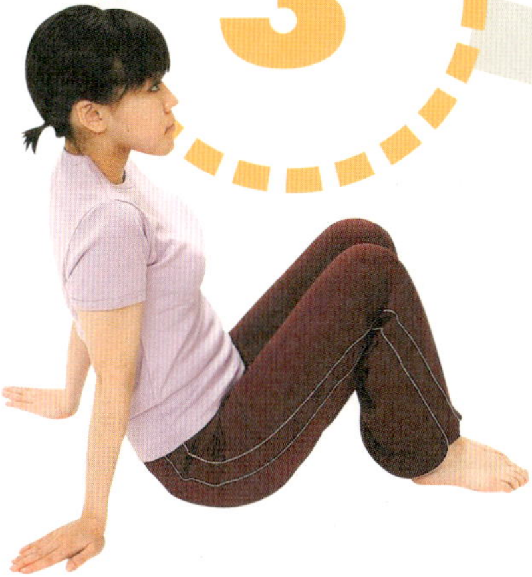

上半身を起こして、両ひざを曲げます。
手はお尻のうしろに、指を外側にしてつきます。

4

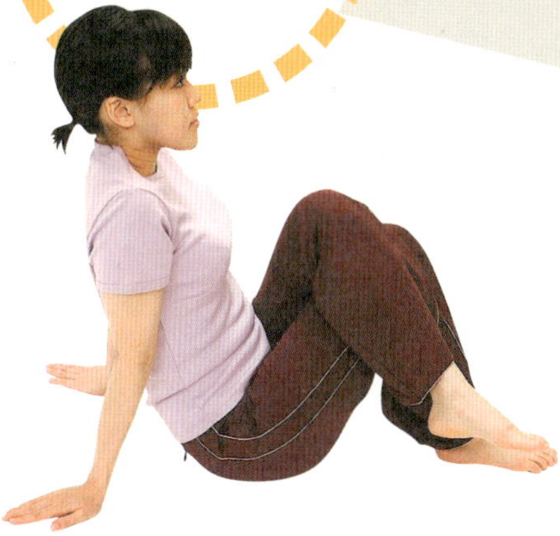

大きく息を**吸い**ながら、
左足を右足にのせます。

5

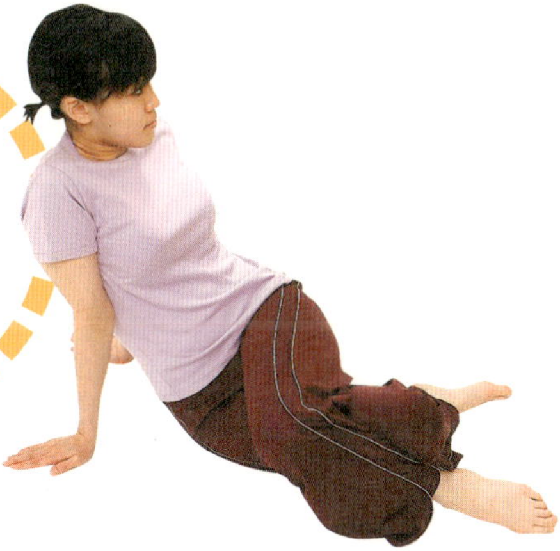

大きく息を**吐き**ながら、右側に倒します。
この状態で大きく、**3回深呼吸**をします。
状態を③に戻し、足を逆にして、④〜⑤を行います。

肩こり 解消クイック 骨格ストレッチ

★A・B・Cのどれかだけでも全部やってもOK！

A あごをつきだす

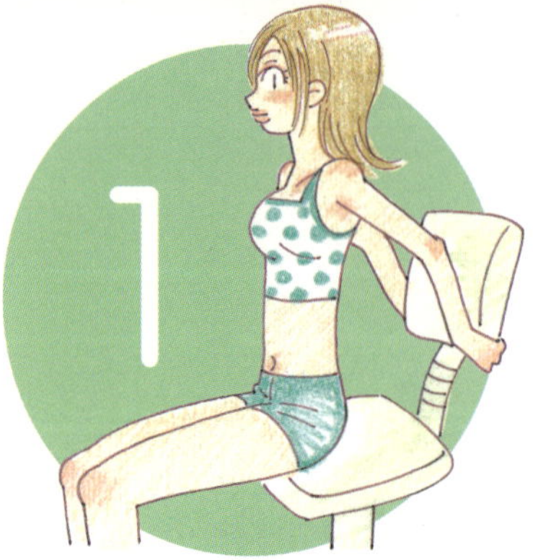

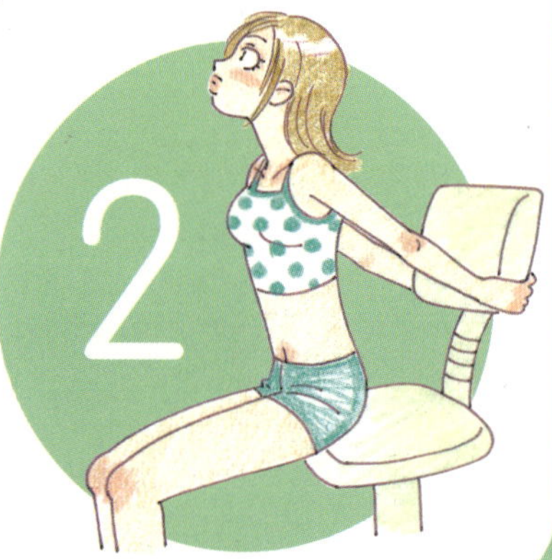

↑いすの背もたれを持ちます。

→腕や胸、あごなど、からだのあらゆる部分を、息を吐きながら伸ばします。その状態で深呼吸を3回します。

オフィスや外出先で座ったままできる

肩こり、足の冷え・むくみ＆腰痛即効解消骨格ストレッチ

できれば自宅で横になり、リラックスしてやりたいけど
仕事中や外出先ではできませんよね。
つらい症状があるときに、いすに座ったままできる
簡単な骨格ストレッチを紹介します。

B 胸を開閉する

息を吸いながら手のひらが外になるように組み、息を吐きながら腕を伸ばし、背中を丸めます。その状態で深呼吸を3回します。

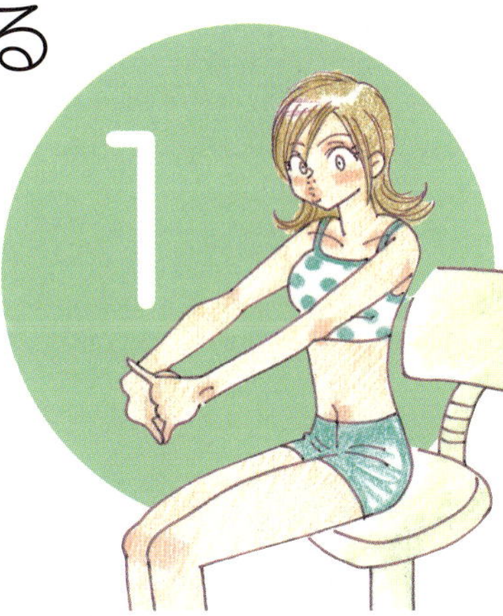

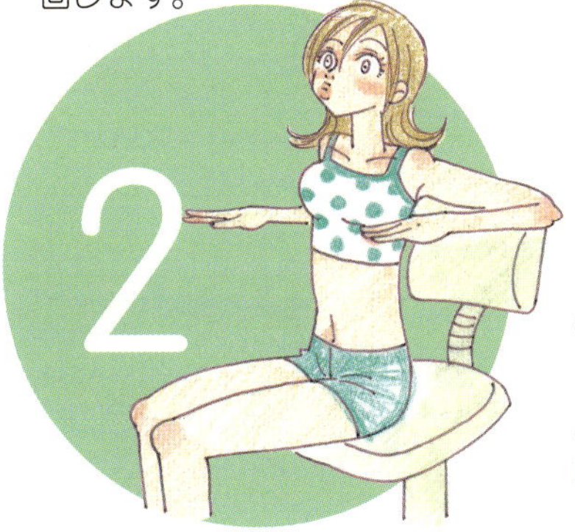

組んだ手をはずし、肩と平行にひじを曲げ、息を吐きながら胸をそらします。その状態で深呼吸を3回します。

C ひじを開閉する

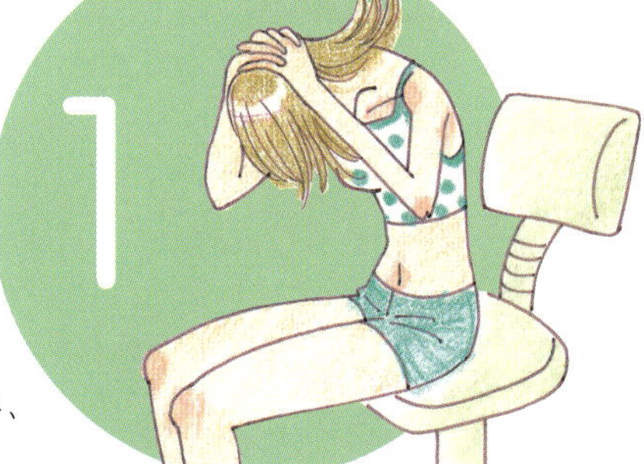

首のうしろで手を組み、息を吸います。

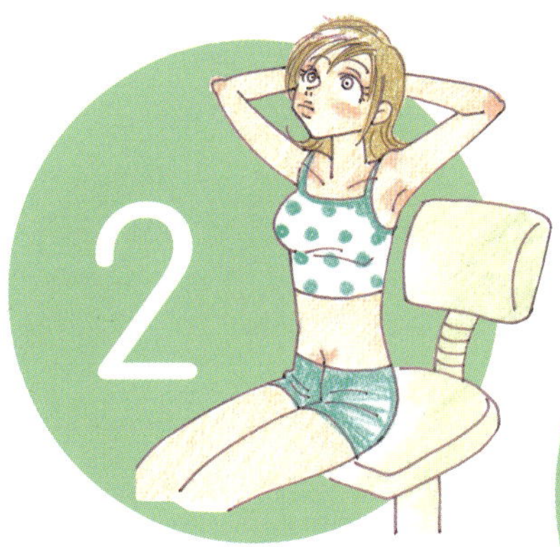

腕を広げ、息を吐きながら胸と腕をそらします。これを3回繰り返します。

足の冷え・むくみ 解消クイックストレッチ

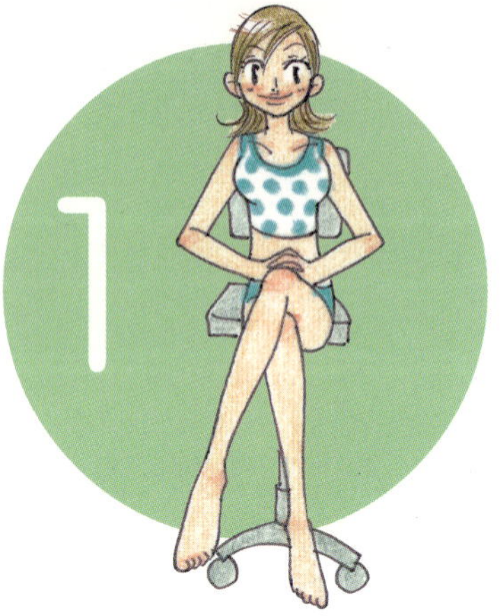

いすに座ります。左足を右足の上にクロスし、息を吸います。

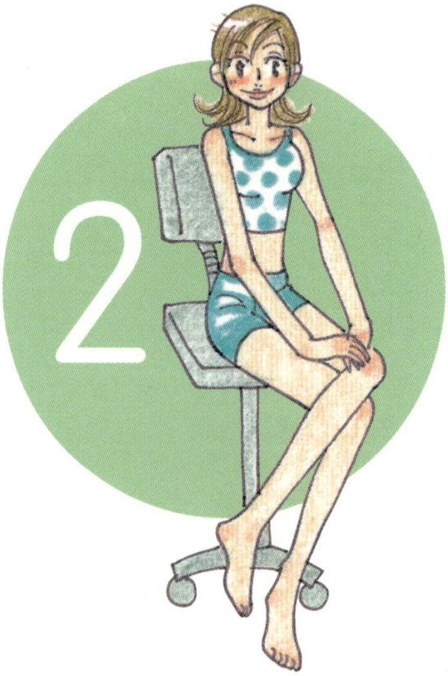

息を吐きながら、組んだ足を左に倒します。倒した状態で3回深呼吸をします。足を組み替え、もう片方も同じように行います。

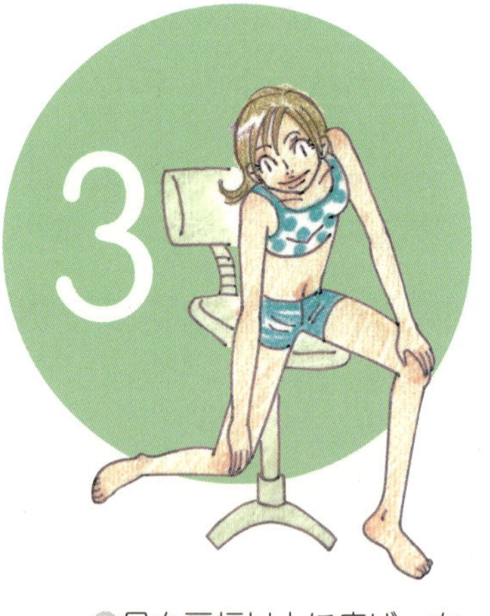

足を肩幅以上に広げ、右手を右ひざにおき、息を吸います。息を吐きながら右足を内側に倒します。その状態で3回深呼吸をします。

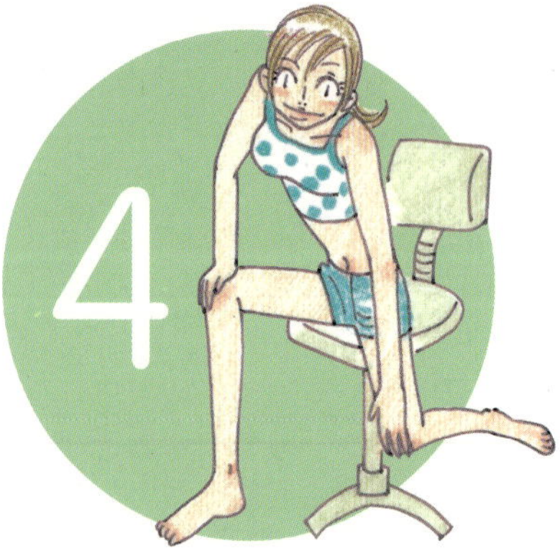

姿勢を元に戻し、今度は左手を左ひざにおき、息を吸います。息を吐きながら左足を内側に倒します。その状態で3回深呼吸をします。

左右の手をひざ上におきます。息を吸いながら左足をうしろに引き、左手で左足を圧迫し、左足首を深く曲げるようにします。この状態をキープして3回深呼吸します。

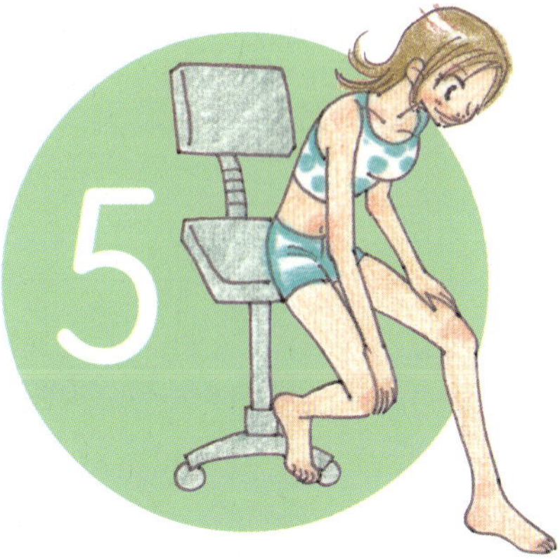

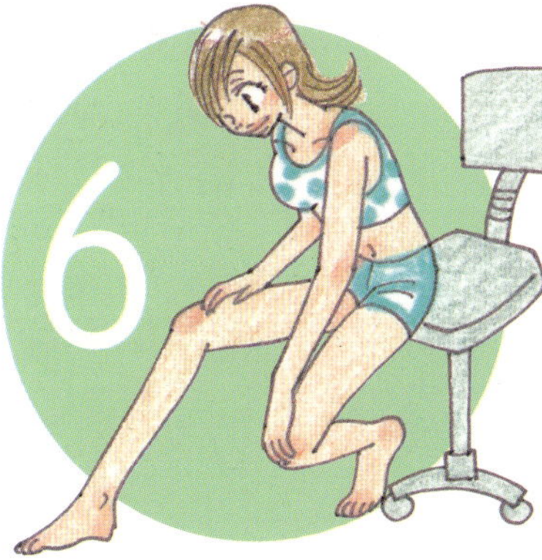

いすに浅く腰掛け、左右の手をひざ上におきます。息を吸いながら右足をうしろに引き、右手で右足を圧迫し、右足首を深く曲げるようにします。この状態をキープして3回深呼吸します。

右足だけ正座をします。
(お尻で足裏全体を圧迫して足先を温めます)

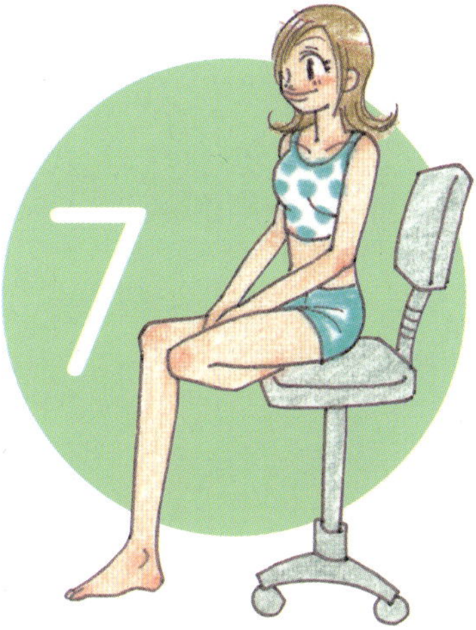

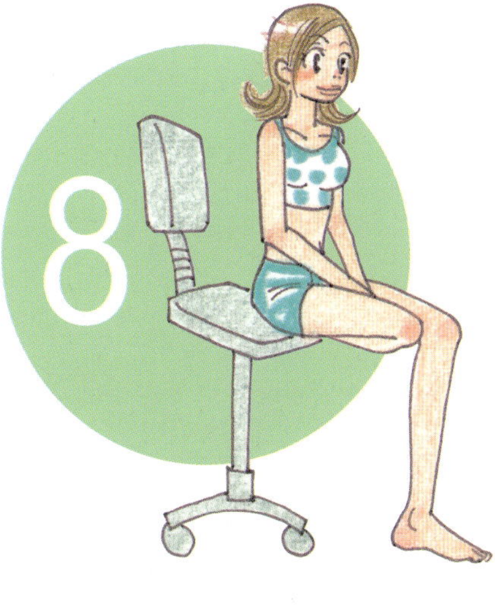

いったん姿勢を戻します。いすに浅く腰掛け、左足だけ正座をします。(お尻で足裏全体を圧迫して足先を温めます)

腰痛 解消クイックストレッチ

★A・Bのどれかだけでも全部やってもOK！

A 骨盤

右足を組みます。両手を組み、右ひじは背もたれに、左ひじは組んだ右足の外側におき、腰をしっかりひねります。

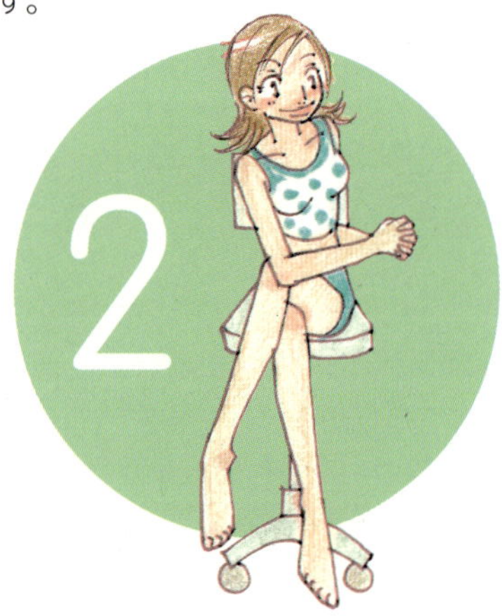

足を戻し、左側も同様に行います。左右交互に3回繰り返して行います。

B 股関節

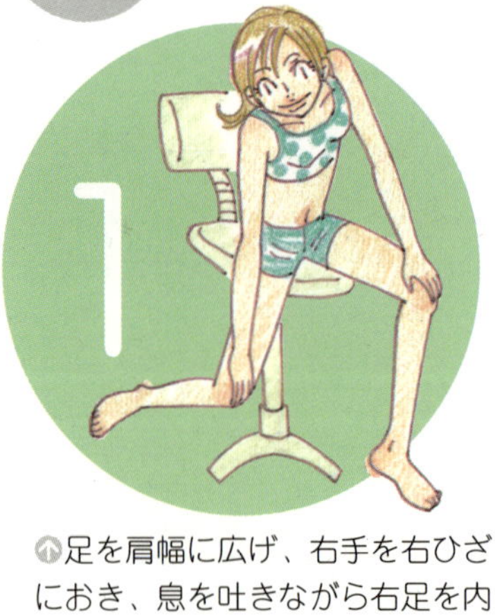

足を肩幅に広げ、右手を右ひざにおき、息を吐きながら右足を内側に倒します。

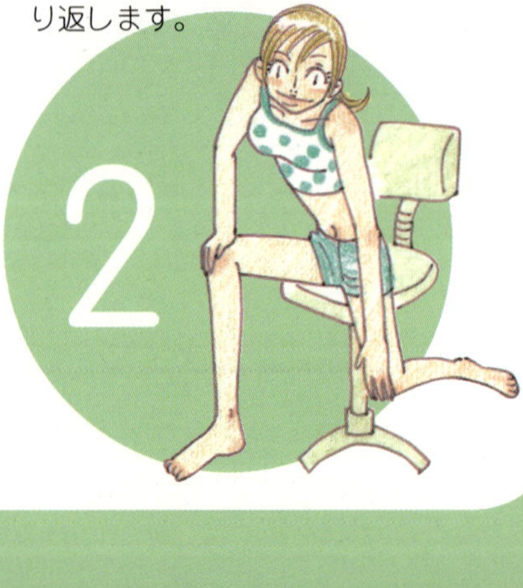

姿勢を元に戻し、今度は左手を左ひざにおき、息を吐きながら左足を内側に倒します。左右交互に3回繰り返します。

STEP 4

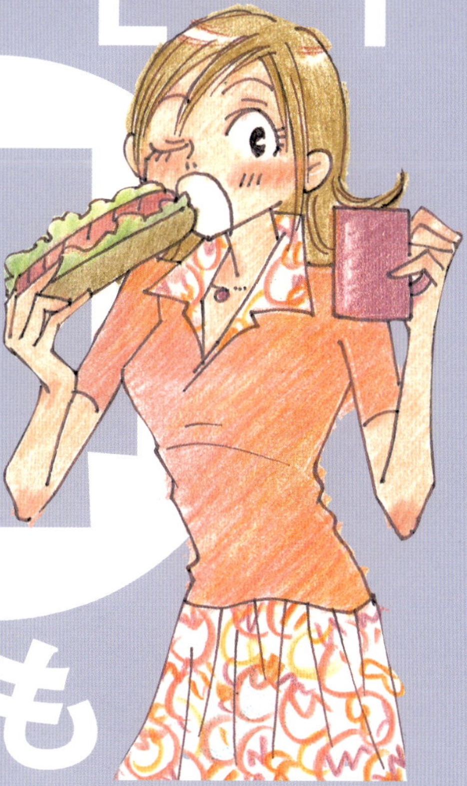

食生活もこんなことに気をつけよう

がっちりした食事制限はいっさいなし!
簡単な食事のポイントさえ知っておけば、
骨格ストレッチがより効果を発揮します。

食生活のポイント1

夕食はできるだけ軽めにしよう！

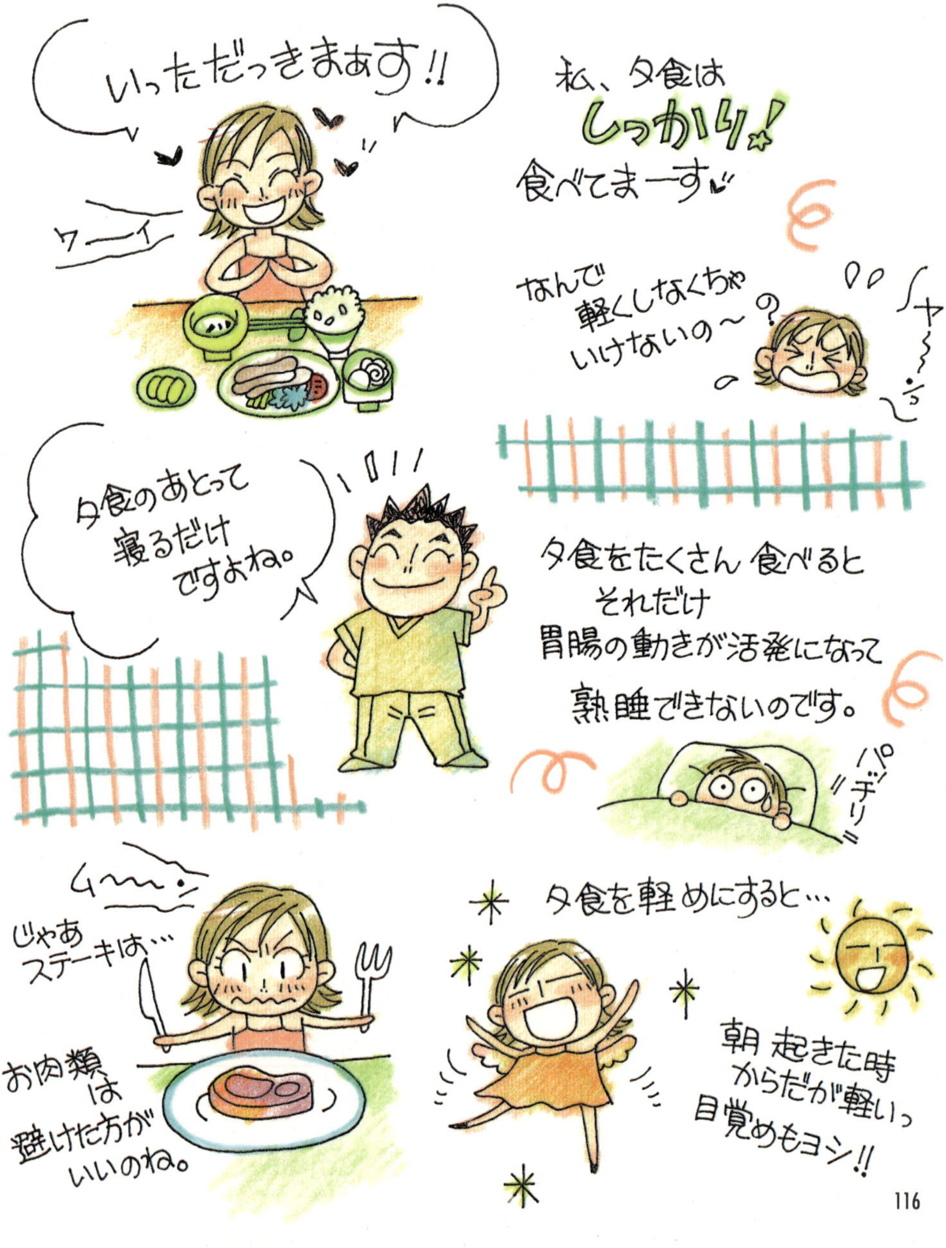

いっただっきまあす!!
ウーーイ
私、夕食は
しっかり！
食べてまーす
なんで
軽くしなくちゃ
いけないの～？
夕食のあとって
寝るだけ
ですよね。
夕食をたくさん食べると
それだけ
胃腸の動きが活発になって
熟睡できないのです。
パチリ
じゃあ
ステーキは…
お肉類
は
避けた方が
いいのね。
夕食を軽めにすると…
朝 起きた時
からだが軽いっ
目覚めもヨシ!!

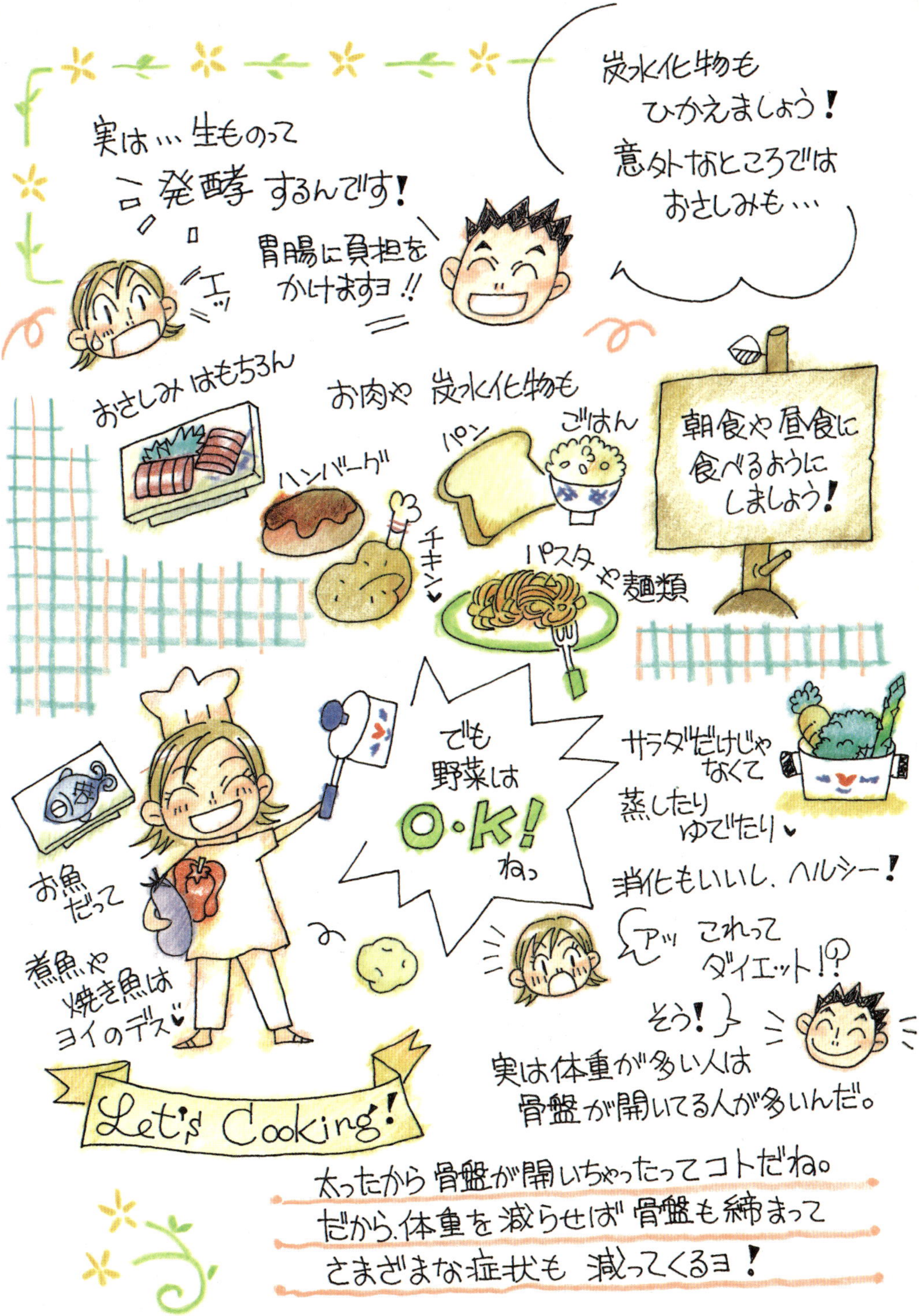

実は… 生ものって
発酵するんです!
エッ
胃腸に負担を
かけますヨ!!
炭水化物も
ひかえましょう!
意外なところでは
おさしみも…
おさしみはもちろん
お肉や 炭水化物も
ハンバーグ
パン
ごはん
チキン
パスタや麺類
朝食や昼食に
食べるようにしましょう!
でも
野菜は
O・K!
ねっ
サラダだけじゃ
なくて
蒸したり
ゆでたり
消化もいいし、ヘルシー!
お魚
だって
煮魚や
焼き魚は
ヨイのデス
アッ これって
ダイエット!?
そう!
実は体重が多い人は
骨盤が開いてる人が多いんだ。
Let's Cooking!
太ったから骨盤が開いちゃったってコトだね。
だから、体重を減らせば骨盤も締まって
さまざまな症状も 減ってくるヨ!

食生活のポイント2

水分をたくさんとろう！

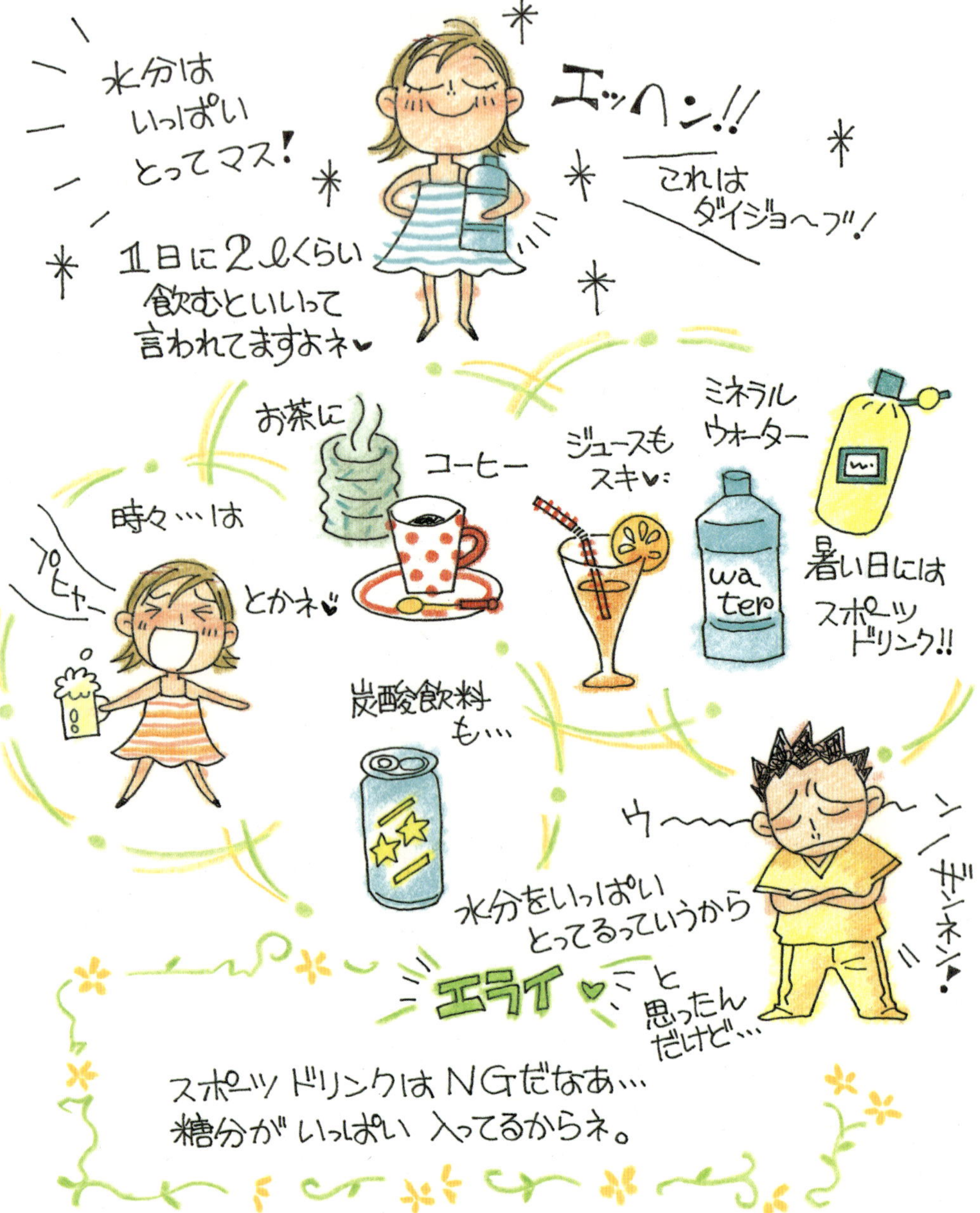
水分は いっぱい とってマス！
エッヘン!!
これは ダイジョ〜ブ!
1日に2ℓくらい 飲むといいって 言われてますよネ♥
お茶に
コーヒー
ジュースも スキ♥
ミネラル ウォーター
water
暑い日には スポーツ ドリンク!!
時々…は
プヒャー
とかネ♥
炭酸飲料 も…
ウ〜〜〜ン
ザンネン！
水分をいっぱい とってるっていうから
エライ♥と 思ったん だけど…

スポーツドリンクはNGだなあ…
糖分がいっぱい入ってるからネ。

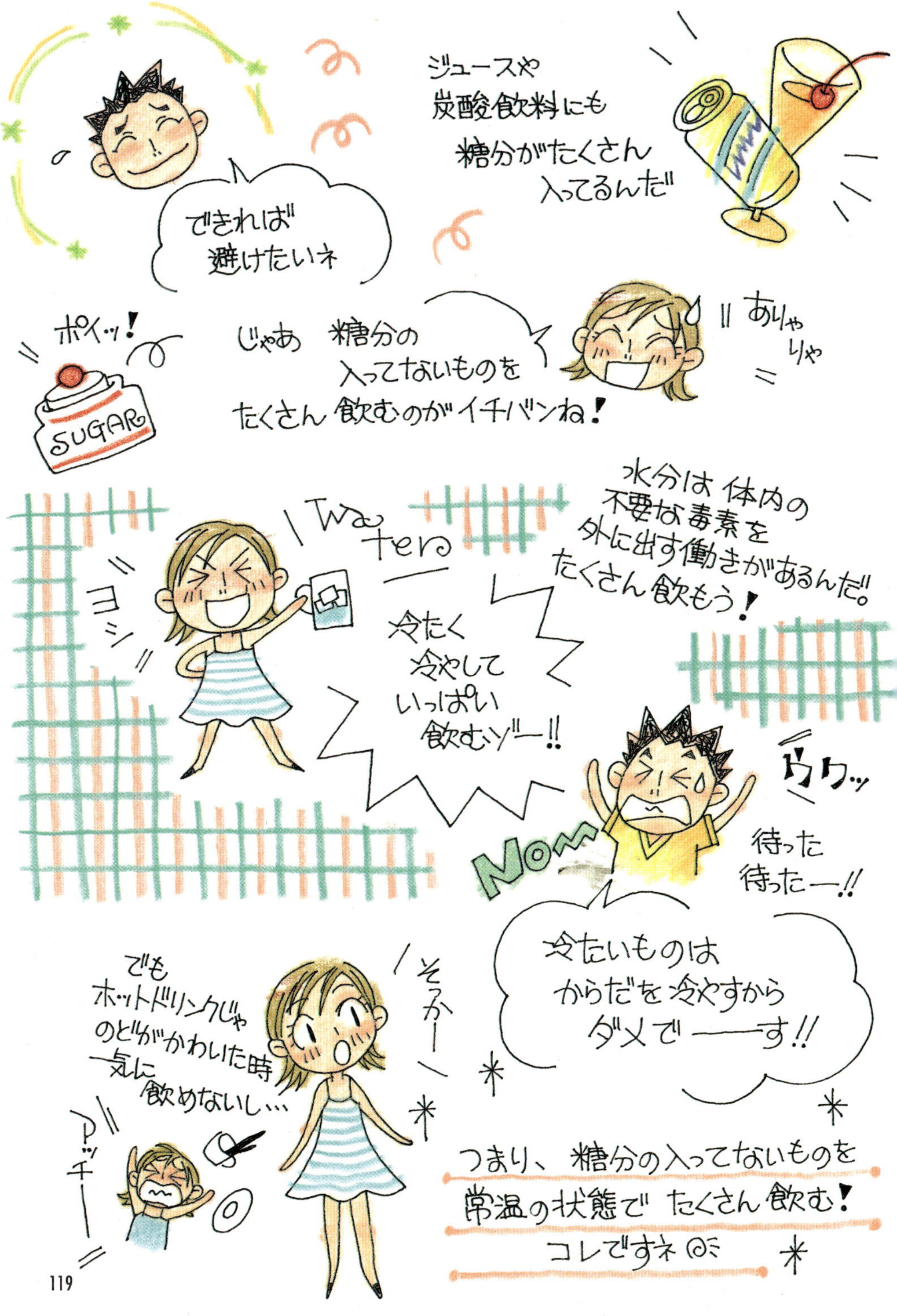

ジュースや
炭酸飲料にも
糖分がたくさん
入ってるんだ
できれば
避けたいネ
ポイッ!
SUGAR
じゃあ 糖分の
入ってないものを
たくさん飲むのがイチバンね!
ありゃりゃ
水分は体内の
不要な毒素を
外に出す働きがあるんだ!
たくさん飲もう!
Water
ヨシ
冷たく
冷やして
いっぱい
飲むゾー!!
ヴウッ
No〜
待った
待ったー!!
冷たいものは
からだを冷やすから
ダメでーーす!!
そっかー
でも
ホットドリンクじゃ
のどがかわいた時
一気に
飲めないし…
アッチー
つまり、糖分の入ってないものを
常温の状態でたくさん飲む!
コレですネ

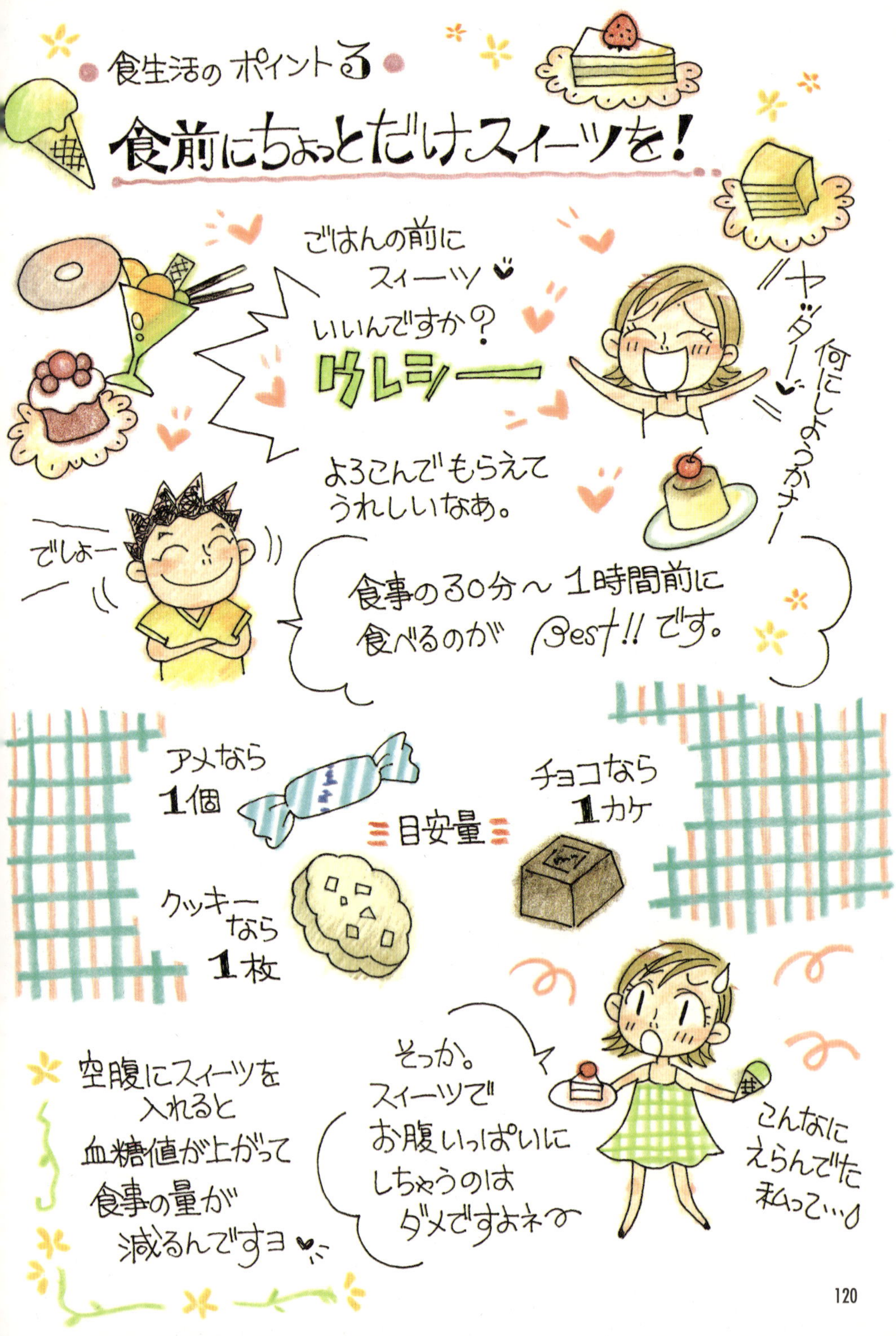
食生活のポイント3
食前にちょっとだけスィーツを!
ごはんの前にスィーツ♥
いいんですか?
ウレシー
ヤダー♥
何にしようかナー
よろこんでもらえてうれしいなあ。
でしょー
食事の30分~1時間前に食べるのがBest!!です。
アメなら1個
チョコなら1カケ
目安量
クッキーなら1枚
空腹にスィーツを入れると血糖値が上がって食事の量が減るんですヨ♥
そっか。スィーツでお腹いっぱいにしちゃうのはダメですよネ〜
こんなにえらんでた私って…♪

食生活のポイント4

食事に それ以外の楽しみをプラスする!

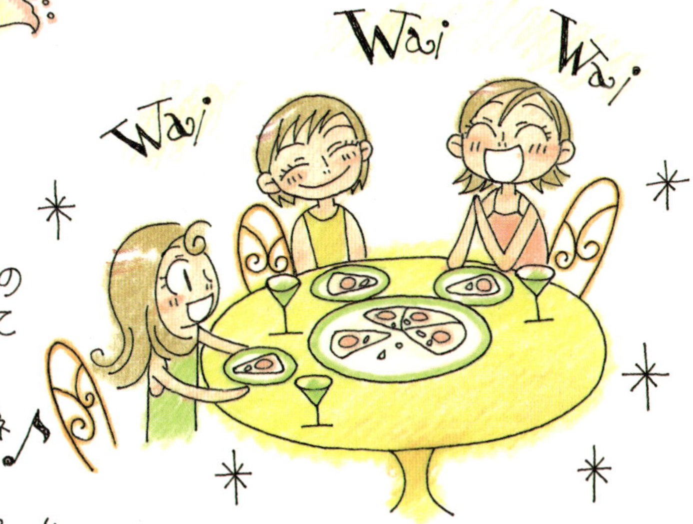

お友だちと
おしゃべり
しながらの
食事って
やっぱり
楽しいよネ♪

キレイな景色

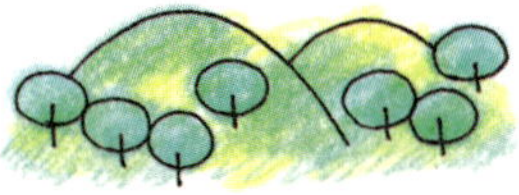

お店のステキな
小物たち

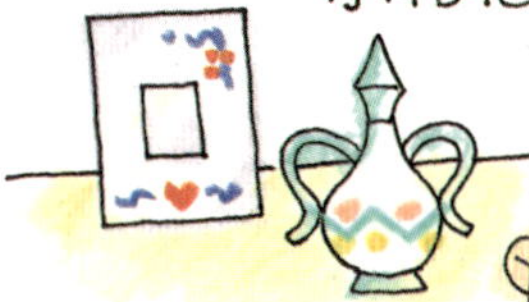

お腹も 満たされるし
心も 満たされる。
そして 目も 満たされる。

おいしい食事って
見た目も大切なんだよネ!

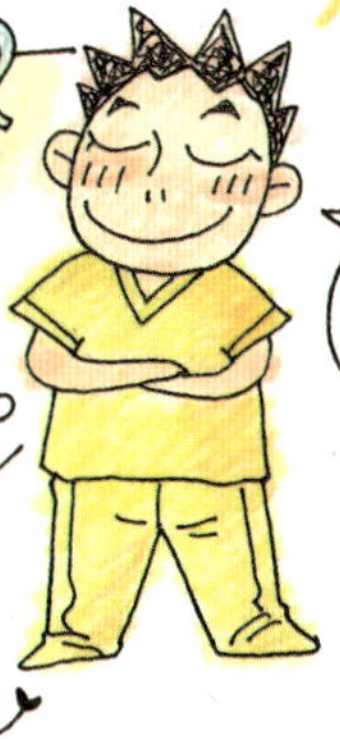

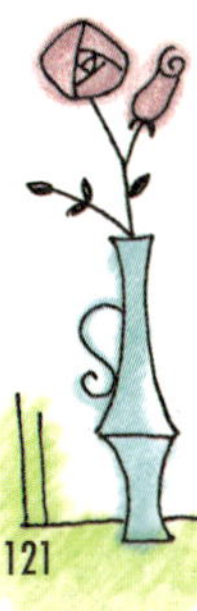

窓辺に
一輪の花

食事中も それ以外のことで
満たされれば
自然と 食事量は 減るもの。

シェイプアップになって
症状は少なくなってくるでしょう。

食生活のポイント5

よーーくかんで食べよう！

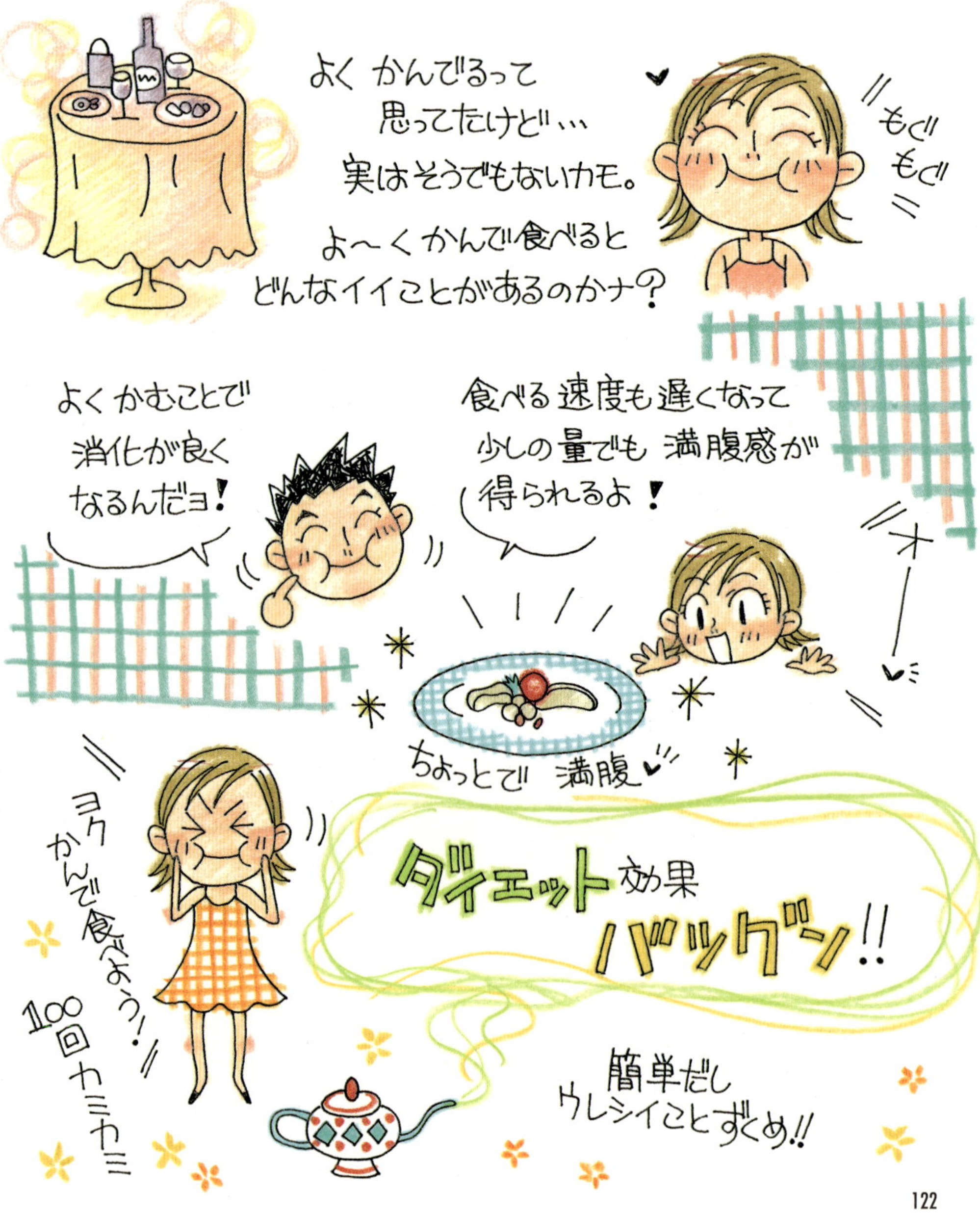
よくかんでるって
思ってたけど…
実はそうでもないカモ。
よ～くかんで食べると
どんなイイことがあるのかナ？
もぐもぐ
よくかむことで
消化が良く
なるんだヨ！
食べる速度も遅くなって
少しの量でも満腹感が
得られるよ！
オー
ちょっとで満腹
ヨクかんで食べよう！
100回カミカミ
ダイエット効果
バツグン!!
簡単だし
ウレシイことずくめ!!

食生活のポイント⑥

食後はハミガキで区切りをつけよう！

あー満腹♥満腹
おいしかった〜

ハァ〜
シアワセ♥

しっかりとよ〜く
かんで食べました！

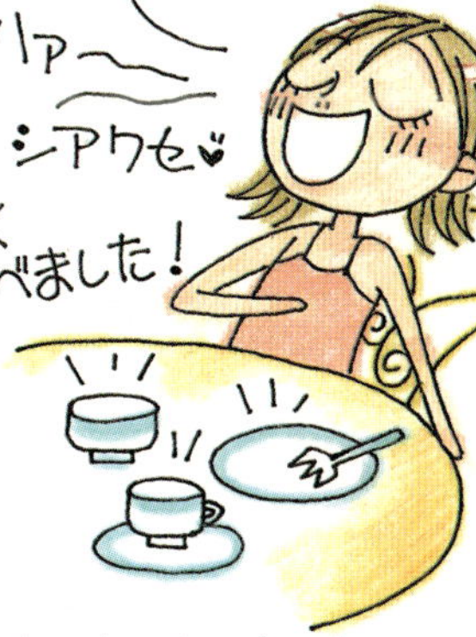

これでストレッチをすれば
カンペキ☆
ですネ？

ここで
最後の
Point!!

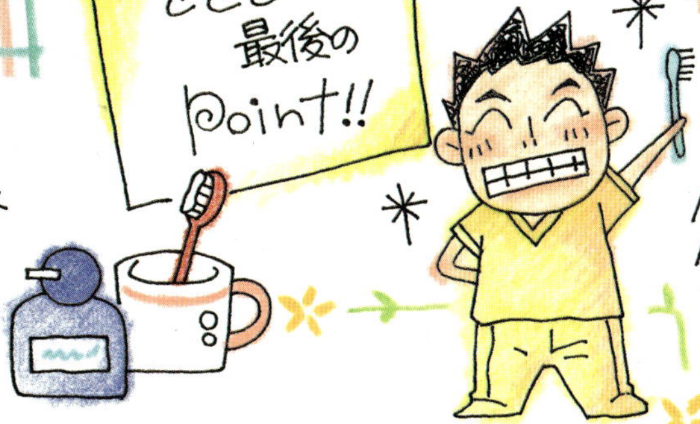

シャキーン

歯みがきを
しましょう！

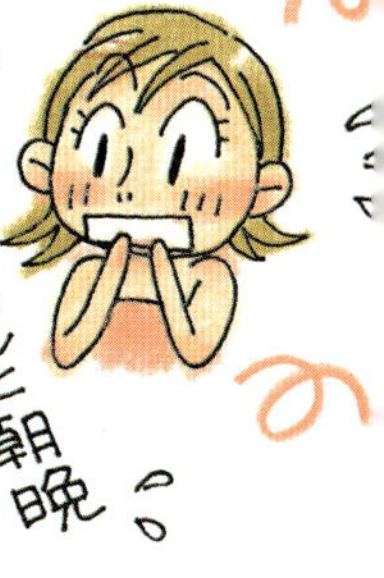

エッ!?
ちゃんと朝晩
みがいてますョ〜

歯みがきは虫歯予防という
役割もあるけど
「食事はここまで！」という
区切りの合図でもあるんだよ。
合図をすることで
「このあとは食べない!!」
という意識づけになります。

毎食後 歯をみがこう!!

思い違いしていない？

からだの常識・非常識 ○×クイズ PART.2

当たり前だと思っていたことがそうじゃなかったりすると、実はそれだけでからだのゆがみが起きてしまう場合も。正しい知識を身につけて、ストレッチにも生かしましょう。

【第1問】ストレッチは、からだがかたい人には、向かない。

間違い！ からだがかたい人ほどやるべき。

ストレッチは筋肉を伸ばし血液の循環を高め、からだを柔軟にすることが目的です。むしろからだがかたい人ほど、自分のペースを守りながら積極的に行うべきです。

あまり運動をしない人の筋肉はカチカチです。ストレッチをすることで、じわりじわりと筋肉を引き伸ばします。続けると、驚くほどの柔軟性が生まれます。

さらに、骨格ストレッチは、関節の動く範囲を広げ、からだをラクに美しく変化させることができるので、日々の変化にワクワクしながら続けられます。

【第2問】からだを使わないとどんどん退化・老化する。

正解！ 退化・老化する。

からだは、朝はかたく、夜は柔らかい、からだが温まっていると柔らかく、冷たいとかたいのです。

風邪で数日間寝込むと関節の節々がかたくなったと感じることは誰にでもあると思います。つまりからだは適度に使わないと関節がサビつくことになるのです。ですから、骨格ストレッチで関節のサビをとりのぞき、骨格美人を目指しましょう。

【第3問】水分をとりすぎるとむくむ。

間違い!
むくむことはない。

水を飲めば、一時的に体重が増えますが、数時間後には尿となって排出されます。また尿にならなかったとしても、呼吸や汗として、絶えず水分が失われています。

人間の古くなった細胞や必要のない栄養素は、老廃物となって腎臓を通り体外に排出されます。その老廃物を腎臓に送る役割をもつのがリンパで、体内の下水道の役割を果たします。ですからリンパの流れが悪くなると、老廃物がからだの中にたまったままになってしまい、それがむくみの原因となるのです。

リンパは関節運動と水分をとらないと流れません。つまりむくみをとるためには、関節運動と水分をとることが必要です。

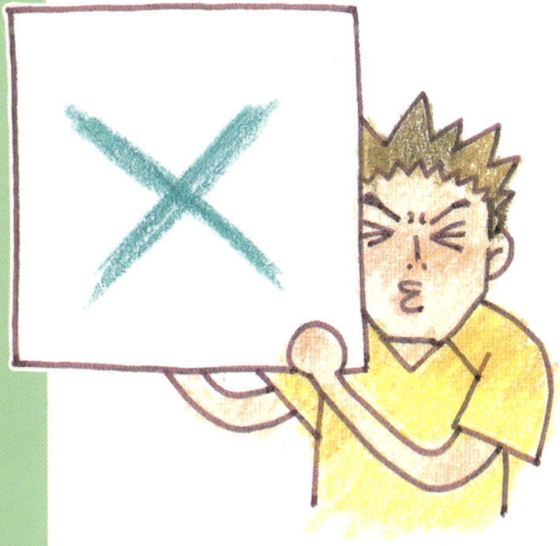

【第4問】水を飲みすぎると太る。

間違い!
水は太らないが、ジュースは太る。

私たちのからだの約65%は水分です。そのため、体重を気にする人の多くが「体の水分量を減らせば体重が減るかも」と考えているようです。これは大きな誤解。水を飲めば、一時的に体重が増えますが、数時間後には尿や汗などになり、排出してしまいます。

人間が生きていくためには、水は重要な役割をもっています。体重の6%の水分が減少した時点から、脱水状態によるからだの不調が現われてくるからです。ですから「水を飲みすぎると太る」というのは間違いなのです。ただし、同じ水分でも、ジュースやアルコールなどカロリーのある飲み物は肥満のもとです。

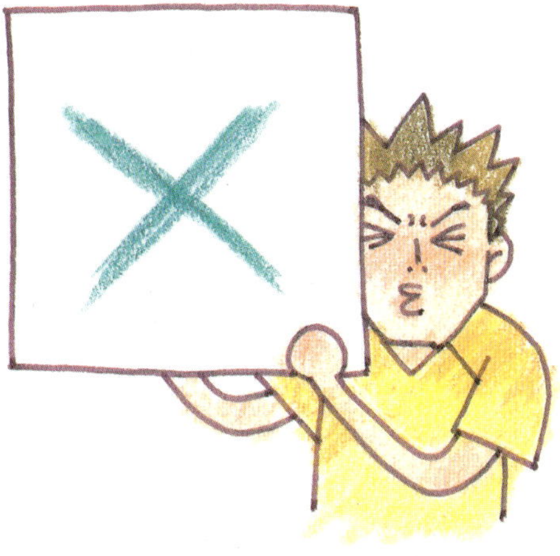

おわりに

　実際に「骨格ストレッチ」をやってみて、いかがでしたでしょうか。
　高校2年のとき、病院から見放されるくらい重病だった親戚の治療を通じて村岡先生と出会い、この仕事をめざすようになりました。
　それからというもの、様々な国家資格を取得し、治療院で数えきれないくらいのお客様と接してきました。現在は、トップアスリートのからだのケアも行っています。
　この現代社会で、からだの不調を訴えない人は、ほとんどいないのではないでしょうか。そんなときは、ぜひこの「骨格ストレッチ」を実践してみてください。

　全国のセミナーやメールマガジン（PC http://mini.mag2.com/pc/m/M0057665.html　携帯 http://mini.mag2.com/i/m/M0057665.html）で、このストレッチを実際にやってくださっているみなさまから、こんな声をいただきました。
「骨格ストレッチセラピーをうけたあと、いすに座って足を組むのに違和感を覚えるようになりました。これが骨格を正すってことなんだと思いました。便秘も解消したし、姿勢がよくなり胸をはって歩けるようにもなったんです。
　からだも軽くなり、ぴったりだったパン

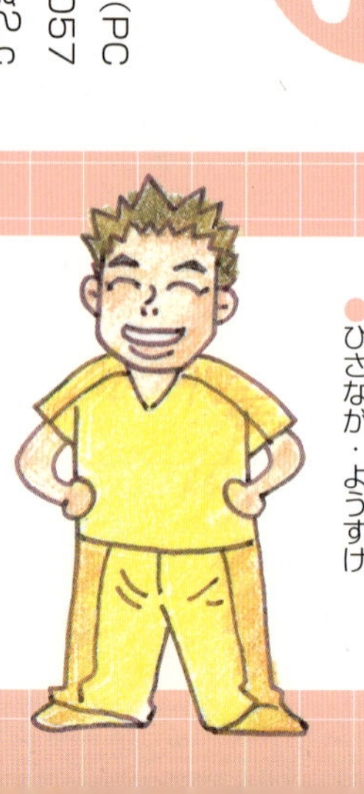

著者紹介

久永陽介
ひさなが・ようすけ

オアシスグループ代表。日本ジョイレッチ協会（JJA）会長。鹿児島県出身。指圧、鍼灸、カイロプラクティック、柔道整復、整体の5つのライセンスを取得後、複数のサロン、治療院を経て1996年独立。オリンピック体操選手トレーナーとして選手の体をケアしていくことから編み出された「関節」を重視した骨格ストレッチを開発。トップアスリートはもちろんのこと、骨格のゆがみによるさまざまな症状に悩む人を対象

ツのウエストが、こぶし1こぶん入るようにも！　本当に驚きました。」（30代　女性）

「履いていたパンツの腰回りがゆるゆるになったのは、私です。久永先生の笑顔にも癒され、丁寧に教えてくださったからとてもわかりやすくて。みんなにも教えてあげたい！」（30代　女性）

「骨格ストレッチ」がどんなものか、予備知識がないままセミナーを受けました。1回の効果にびっくり！　だって気持ちよくて痛くない。からだも軽くなり、腰痛も緩和しました。帰宅後主人に教えたところ、主人の腰痛も緩和されたとのこと。毎日続けています。」（40代　女性）

「からだの変化を感じてますますハマっています。周囲の人たちからも「やせた？」「顔色がよくなったね」と最近よくいわれます。」（20代　女性）

チャレンジ前とチャレンジ後では、こんなに変化があった人も。

例　27歳女性

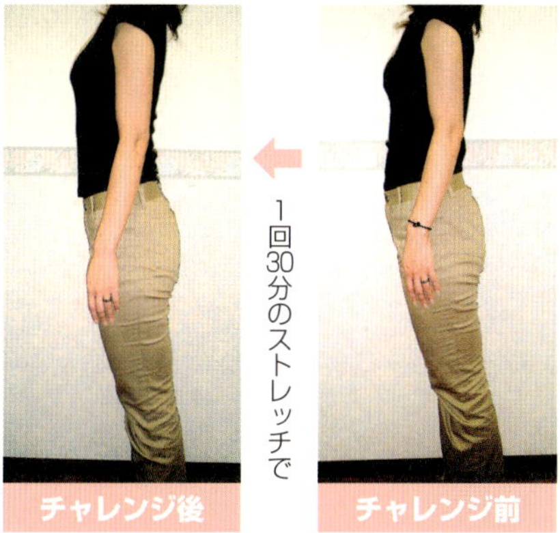

●バストアップ●ヒップアップ
●ウエスト2センチダウン●太もも2センチダウン

みなさまに喜んでいただくことが、私の喜びであり、また今年亡くなられた恩師、村岡先生への恩返しでもあります。

2006年11月

久永陽介

に、各地のサロンでの施術や全国を回り、骨格ストレッチをレクチャーしている。主な著作に『サニー久永のジョイレッチ』DVD版（オアシスグループ）、『即効セラピー！　骨格ストレッチ』（BABジャパン）がある。（財）日本オリンピック委員会強化スタッフトレーナー、（財）日本体操協会公認トレーナー、朝日生命体操クラブトレーナー、塚原体操センタートレーナーでもある。

問

株式会社オアシスグループ
〒145-0071 東京都大田区田園調布1-61-10-2階
TEL 03-3722-2282　FAX 03-3722-2281
http://www.oasis-group.co.jp/
日本ジョイレッチ協会（JJA）
http://www.joiretch.jp/

装幀　亀海昌次
カバー＆本文イラスト　とりうみ詳子
本文写真　深田修哉
本文デザイン　UZUデザイン（勝田靖子）
校正　小村京子
企画協力　藤田大輔
編集協力　オフィス201
編集　福島広司　鈴木恵美（幻冬舎）

簡単！ やせる！ ゆがみがとれる！
骨格3分ストレッチ

2006年11月25日　第1刷発行

著　者　久永陽介
発行者　見城　徹

発行所　株式会社 幻冬舎
〒151-0051　東京都渋谷区千駄ヶ谷4-9-7
電話　03-5411-6211（編集）　03-5411-6222（営業）
振替　00120-8-767643
印刷・製本所　図書印刷株式会社

検印廃止

ISBN4-344-90094-4 C2095
Printed in Japan
幻冬舎ホームページアドレス　http://www.gentosha.co.jp/
この本に関するご意見・ご感想をメールでお寄せいただく場合は、comment@gentosha.co.jpまで。